ニューヨーク精神科医の

人間図書館

ナ・ジョンホ 著　米津篤八 訳

柏書房

ニューヨーク精神科医の人間図書館

おことわり

本書の内容はすべて事実に基づいていますが、患者や登場人物の個人情報を保護するため、名前、人種、年齢など、細部については脚色をしています。また、本書は著者が精神科医の仕事をしながら抱いた思いや感情を綴《つづ》ったものであり、読者に医学的なアドバイスを与えるためのものではありません。

［凡例］

・文中の〔　〕は訳者による補足です。

・本書にはアジア系である著者や、著者が担当した精神疾患患者、ホームレス、性的マイノリティ等に向けられた差別的な言動への言及、また自死に関する記述が含まれます。ご自身の体調と相談しながら読み進めてください。

・本書には病気の名前が数多く登場しますが、精神疾患の病名については現在進行形で議論が進んでいます。２０２３年6月に刊行された日本精神神経学会監修『精神疾患の診断・統計マニュアル』改訂第5版（DSM-5-TR）では、病名のdisorderを、disabilityの訳語として広く使われる「障害」ではなく「症」と訳す基本方針がとられました。精神疾患の中には治療可能なものも多く、「症」のほうが実態に近い場合もあるためです。本書でも原則右記の方針を採用しますが、原書の表記を尊重しつつ、また読者の便宜をはかるため、一般に浸透している名称を併記した箇所もあります。なお、社会モデルの観点から言えば、「障害」という言葉を単に避ければいいわけではないことにも留意すべきでしょう。社会の側が「障害」をつくりだしていることがあるからです。

はしがき

他人の人生を理解するということ

生きることに精いっぱいで、文を書くことができない時期があった。俗に文は「心の窓」と言われるが、まったくその通りだと思う。憂うつなとき、私は文章が書けない。そのため、研修医の仕事と育児で忙しかった頃は、どう頑張ってみても何も書けないでいた。ところが研修医になって4年目の2019年、やっと気持ちのゆとりができた頃、ある事件をきっかけに、頑張ってまた文を書こうと思い立った。その年の秋、女性アイドルグループ「f(x)」の元メンバーで俳優のソルリさんが自ら命を絶ったのだ。ソルリさんは以前にも自傷行為で病院の診療を受けていたことが知られており、自殺ハイリスク者だと思っていたので、よけいにやるせない気分になった。彼女が亡くなったこと自体にも心が痛んだが、その報じられ方がとても気になった。そこで、韓国の自殺報道に付き物の「極端な選択」という表現がなぜ適切ではないのかを文章にまとめてブログサービス「ブランチ」に載せた。

その後、別に変化したことはない。「自殺は極端な選択ではない」というタイトルで「ブランチ」にアップしたその文章は、これまで30万回以上もアクセスされ、『精神医学新聞』にも転載されて多くの人々に共有されたが、いまだにマスコミは自殺を「極端な選択」と表現している。無力感を覚えなかったと言えば嘘になるが、一編の書き込みで世界が変わると考えた自分が甘かったのだと気づいた。黙々と、自分のできる範囲で、少しずつ文章を書こう。自分にできることはそれだけだった。

少しずつブログの登録者が増え、私の書き込みを応援してくれるコメントを見て勇気をもらっていたある日、出版社から連絡がきた。最初に出版の申し出があったとき、私は丁重にお断りした。やっと専門医になったばかりの時期であり、まだ力不足だと思ったからだ（この考えにはいまも変わりはない）。心の片隅で、「私の本を読んでくれる人がいるのだろうか？」という疑問も浮かんだ。そして断りのメールを送ってから、こんなことを思った。

「私に本を出す能力があるのか」

「私の本が誰かの助けになるのだろうか」

考えは次から次へと浮かび、最後にはこんな問いに至った。

「私はなぜ書くのか?」

＊

さまざまな理由があるが、しいてひとつだけ挙げるとすれば、私は私の患者のために書いている。研修医のとき、私に一番多くのことを教えてくれたのは、まさに狭い診察室で目の前に座っていた患者たちだった。どうすれば私の患者たちが、周囲から少しでも理解してもらえるのだろうか。人々が偏見なしにかれらを見るようになるために、私は何をすればいいのだろうか。統合失調症、双極症（双極性障害）（躁状態とうつ状態をくりかえす病気）、境界性パーソナリティ症（境界性パーソナリティ障害）、アルコール依存症などの診断名の裏に隠されたかれらのストーリーを知ることができれば、少しでも偏見を取り除けるのではないか？

実際、精神科の患者などの社会的弱者やマイノリティに対する大衆の負の烙印《スティグマ》や偏見を減らすための最も効果的な方法は、スティグマや差別の対象となる集団の構成員と直接会うことである。[1-3] 自分が偏見を抱いている対象が、自分の目の前でかれら自身の意味ある人生を紹介し、共に会話するだけでも、人々は無意識のうちに心に抱いていた偏見を消し去ることができるものだ。

それを証明する実際の事例が、デンマークから始まった「人間図書館（Human Library）」である。他の図書館のように、人々はここで無料で好きな本を借りて、一定の期間が過ぎたら返却する。違いがあるとすれば、ここで貸してくれるのは本ではなく、「人間」だという点だ。民族的マイノリティからエイズ患者、移民、統合失調症患者、ホームレス、トランスジェンダー、失業者など、さまざまな人々が、かれらの貴重な時間を貸し出してくれるおかげで、この図書館は成り立っている。そして、他の図書館との相違点をもうひとつ挙げるなら、貸出期間が数日とか数週間ではなく、30分程度である点だ。

ある日、コペンハーゲンのムスリム移民の多住地域に住むひとりの女性が、人間図書館を訪ねた。彼女はわざわざムスリムの「本」を「借り」て、彼と30分間にわたり楽しく会話した後、こう言った。

「今日はとても楽しかったわ。でも、あなた本当にムスリムなんですか？」

「なぜそんなことを聞くんですか？」

「なぜって、あなたは私の思っていたムスリムのイメージとまるで違っていたから」

他人に向けられたスティグマや偏見を解消し、共存の意味を考え直そうという意図で始まった人間図書館プロジェクトは、いまでは世界80数カ国で進められている。人間図書館で人と人とがお互いを知り、触れ合う過程は、精神科医と患者との面接に非常によく似ている。人生において、自分とまったく違う世界を生きている人と会話するようなことがどれだけあるだろうか。私もそうだった。精神科医として働きはじめるまで、私はトランスジェンダーと踏み込んだ話を交わしたことも、統合失調症を患《わずら》う人とその日常を一から十まで共有したこともなかった。

*

では、人間図書館の裏側の書庫では、どんな出来事が起こるのだろうか。そこで「本」たちは自分を借りる人を待ちながら、お互いに自然と話を交わすことになる。トランスジェンダーと統合失調症患者が話に花を咲かせ、ムスリムとユダヤ人が友達になる。かれらもまた、図書館の外では、自分と違う世界を生きてきた人に会うことはほぼなかっただろう。こうしてかれらは、お互いの人生を知り、お互いに共鳴するのだ。私は人間図書館のように、私の患者と他の人との橋渡しをするような本なら、世に出すに値するのではないかと考えるようになった。

そうした意味で、本書は人間図書館の書庫の片隅の話である。私が精神科医の仕事で出会った患者一人ひとりが、私にとっては新しい「本」のようだった。その本のなかの物語《ストーリー》は、時には感動的で、しばしば悲しく、涙が出るほど美しかった。かれらにとって、「頭の黒い移民の精神科医」である私もまた、初めて出会う「本」であっただろう。その出会いがひとつずつ積み重なって、本当に一冊の本となった。

本書を読む人たちが、頭のなかに「あたたかい診察室」の風景を浮かべてくれたらと思う。人生が思うようにいかず、苦しくてたまらないとき、この世から自分ひとりくらい消えたっていいんじゃないかと思うとき、敷居の高い診察室のドアを叩きさえすれば、その向こうにはじっとあなたの話に耳を傾け、あなたの味方になってくれる人が待っているという事実を伝えたい。その人は医者かもしれないし、臨床心理学の専門家かもしれない。あるいは、カウンセラーや社会福祉士かもしれない。それが誰であろうと、より多くの人が敷居をまたいでかれらに会いにいく勇気を出してもらえたらと思う。

　しかし、何よりも私は「あたたかい診察室」を超えて、「あたたかい患者たち」を多くの人たちに紹介したい。かれらに代わって、かれらのストーリーを聞かせたい。マスメディアは精神科の患者の暗い側面ばかりを強調する傾向がある。例えば、精神科の患者は精神疾患を持たない人に比べ、犯罪の被害に遭う可能性がずっと高い。[4] にもかかわらず、非常に重度で治療を受けていない、ごく少数の危険な精神科患者に関する内容だけが報道されることで、偏見を強めることになる。精神疾患を抱えながら健康で幸せな人生を生きる人はいないのだろうか。私はただちに「ここにいます」と言って、かれらの手を挙げたいと思う。

　私が出会った「本」たちは主に精神疾患を抱える患者だが、いま置かれている位置や状況によって、各自が出会える人間図書館の「本」もまた多種多様だろう。本書の読者が日常のなかで自分とは違う誰かに会ったとき、または自分の価値観では理解できない相手がいたとき、その人を判断する前に、少しでもその人の話に興味を持ってもらえたらと思う。

　文章には力がある。思いを込めた文は、たとえ名文ではなくとも、拙かったとしても、きっと人の心を動かせると私は信じている。不足な点はあっても真心を込めたこの本が、ひとりの心でも動かすことができれば何よりだ。他人の人生を完全に理解することは不可能に近いが、努力によってその溝を埋められることを、私は知っているから。

目次

1 ニューヨークで出会った人々

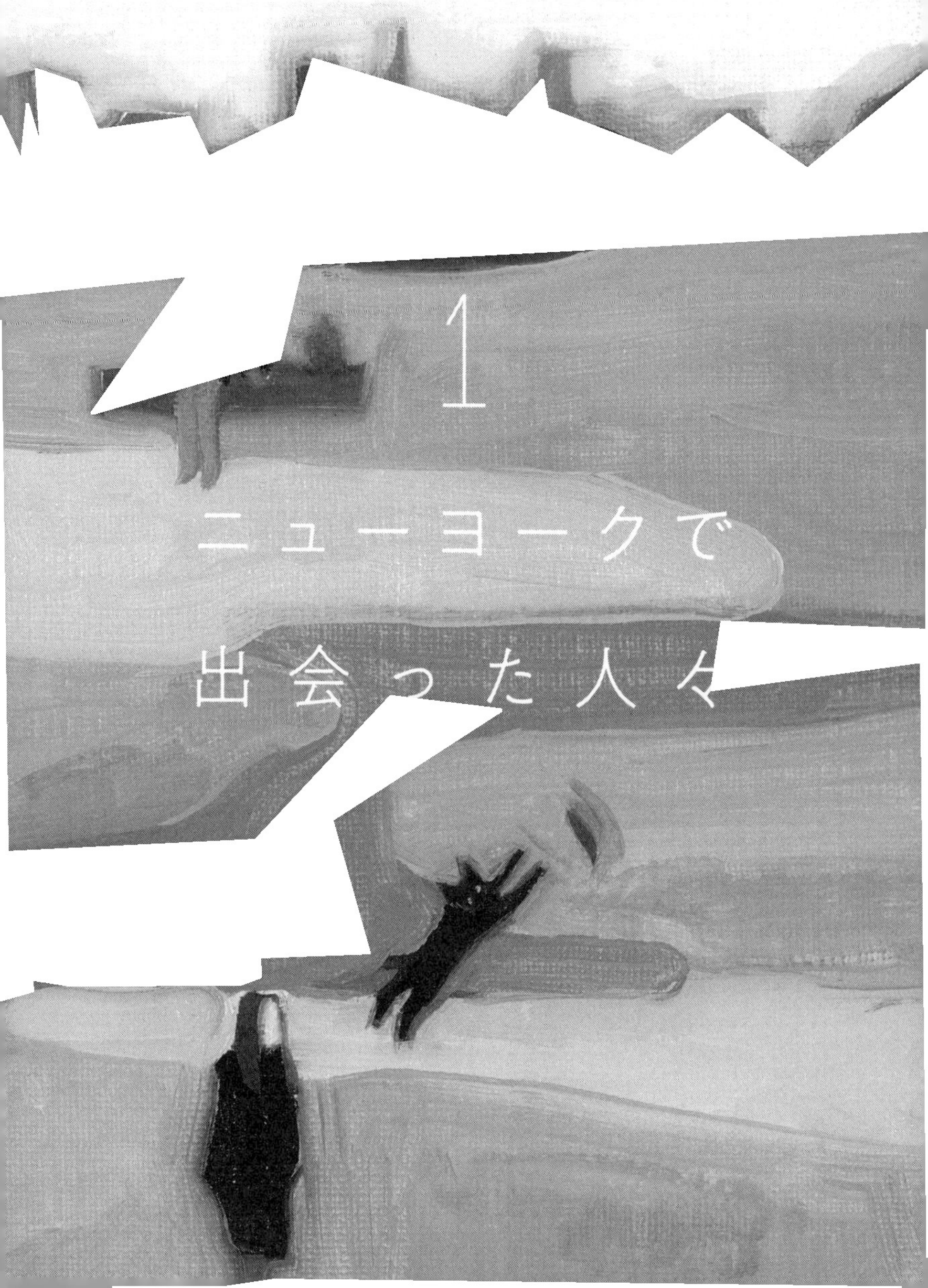

ふたりのあいだの距離

AとBは、同日の同時刻、同じ場所で生まれた。

Aに初めて会った場所は精神科病院だった。ニューヨークで経験を積みながら、さまざまな患者に出会ってきたが、彼女を初めて目にしたときの衝撃は、いまも昨日のことのように生々しい。何週間も風呂に入っておらず、髪はボサボサで、患者衣姿で冷たい病院の床で寝転んだまま、身じろぎもしなかった彼女。数年間にわたり重度の統合失調症を患っていた彼女は、ニューヨークの多くのホームレスのひとりだった。家族、職場、家をすべて失い、病院と路上を行き来しながら入退院を繰り返し、最後に退院してまもなく、再びニューヨークの街をさまよいながら幻聴と会話していたところを通行人が通報し、病院に担《かつ》ぎ込まれたのだった。ニューヨークでは、精神的な問題で自身や他人に危害を加える恐れのある人を*通報すると、警察が病院に移送するようになっている。彼女は私がこれまでに出会った統合失調症患者のなかで、最も症状が重かった。

Bは有能な弁護士だった。ハーレムの貧しい家庭で生まれた黒人女性で、まじめで賢かった彼女は、家族のうちで唯一大学に進学した秀才だった。数多くの困難に打ち勝ってロースクールに合格した彼女は、卒業後に同期生だった恋人と温かな家庭を築き、じきにひとり娘の母となった。その後はニューヨークの有名ローファーム〔弁護士を多くかかえ、専門別に組織化された大規模な法律事務所〕で働きながら、育児にも励むスーパー・ワーキング・ママとして名を挙げた。階層の二分化が進むアメリカで、彼女のサクセス・ストーリーは、「努力はやはり報われるものだ」ということを証明するかのようだった。

AとBが同じ空間で出会う確率はどれほどだろうか。たぶん、ふたりが同じ空間にいるのは、Aが野宿するマンハッタンの乱雑な通りを、こざっぱりした身なりのBが急ぎ足で通り過ぎるときくらいではないだろうか。ひょっとしたら情け深いBは、急ぎながら大きなブランドものの財布を開けて、Aの前に置かれた箱に小銭を恵んであげるかもしれない。それほどふたりは、同じマンハッタンに暮らしながら、まったく違った人生を歩んできた。ひとりはすべてを失い、精神病棟を転々とする重度の統合失調症患者として、もうひとりは成功した弁護士として。

＊

実は、このような状況は実現しない。ふたりは同じ空間を同時にすれ違うことのできない関係だからだ。というのは、ふたりは同一人物だからである。

多忙で残業が当たり前になっていた彼女は、帰宅後も子育てと家事でろくに休む暇もなかった。せわしない日々を送っていた彼女に、あるときから「声」が聞こえるようになった。最初のうちは彼女の気持ちを汲《く》み取ってくれていたその声は、徐々に彼女を鞭《むち》打ち、とがめるようになった。このままでは頭がおかしくなってしまう。恐怖にかられた彼女は精神科を訪ねた。

薬を飲むと一時的に幻聴はおさまり、日常生活を続けられるようになった。しかし夫は、彼女が精神科の薬を飲むことをよく思わず、彼女は薬をやめるしかなかった。

＊ 「情緒障害のある人（emotionally disturbed person）」と称される。

そうして数カ月、彼女は体調が万全でない状態で、再びオフィスと家庭で忙しい日々を再開した。

何カ月かすると、声はまた戻ってきた。彼女の幻聴には他人を疑う被害妄想まで加わり、職場の同僚たちとしきりに摩擦を起こすようになった。結局、彼女は解雇されてしまった。

再び戻ってきた声はさらに強烈で、しきりに恐ろしい話もするようになった。揚げ句の果てに、声は彼女にこうささやいた。

「誰かがお前の娘を傷つけようとしている。子どもを守りたかったら、子どもに精神科の薬を飲ませろ。いますぐにだ」

そして彼女はそれを実行した。

このことを知った夫は、すぐさま離婚訴訟を起こし、彼女は親権を奪われてしまった。夫しか頼れる家族もいなかった彼女は、そうしてニューヨークのホームレスとなった。

病院に来た彼女を、私はどう治療すべきかさっぱりわからなかった。どんな抗精神病薬も、彼女の統合失調症の症状には効かず、むしろ症状は悪化する一方だった。病院で最も尊敬され、すべてを知り尽くしているようだった病棟の精神科教授でさえも、この患者にはお手上げだった。内科や神経科の専門医も診察し、血液検査や脳の画像検査、脊髄の検査も何度か行《おこな》ったが、彼女の症状の原因を見つけ出すことはできなかった。彼女はそうやって病院と路上を行き来する生活を数年にわたり続けた。

私が彼女に初めて会ったとき、彼女はすでに問診すらまともにできない状態だった。その表情は常にこわばり、言語能力は崩壊していた。彼女の感情を読むことは、不可能に近かった。彼女と過ごした時間で、彼女の笑う姿と泣く姿を見たのはたった一度きりだった。娘と過ごした幸せな記憶を語るとき、彼女は少し笑顔を見せ、子どもを手放したときのことを語るときは、硬い表情で涙を流した。

このストーリーが「精神科で魔法の薬を処方したら症状がきれいに消えて、彼女は再び家族と幸せに過ごせるようになりました」というハッピーエンドで終わったなら、どんなにいいだろうか。だが、残念なことに、このストーリーにはエンディングがない。ある日を境に、彼女は病院に運ばれてくることもなくなったからである。

いまでも新たな統合失調症患者と面接するたび、彼女のことを思い出す。そして、どこかで育っているであろう彼女の子どものことを考える。精神科医としてではなく、ひとりの子の父親として私にできることは、どうか彼女の子どもが、「お母さんがどれほどあなたを愛していたか」をわかってくれるよう祈ることだけだ。また、その子が大人になったとき、「お母さんの失敗は、あなたを傷つけるためではなかったこと」を理解してくれるのを切に願うばかりだ。

ニューヨークのホームレス、ホームレスのニューヨーク

ニューヨークというと、ふつうはエンパイア・ステート・ビルやブルックリン橋、セントラル・パークなどの有名観光地が真っ先に頭に浮かぶだろう。私もそうだった。私はニューヨークという街に、たちまち恋に落ちた。学生の頃、実習に来てマンハッタンを歩いていたとき、この街の華やかな姿に目を奪われたことが、いまも鮮やかに思い出される。

しかし精神科の研修医となって目にしたニューヨークは、観光客だったときに見たものとは確実に違った。地下鉄で病院に通いながら見る街の風景は、華やかさとはかけ離れたものだった。ニューヨークの街路で一番多く見かける存在はホームレスだった。この都市の人口の1％にあたる8万人がホームレスである。毎夜毎夜、ニューヨークの道端や地下鉄、さまざまな公共施設で約4千人が野宿をしている。それ以外の

ホームレスたちは、ニューヨーク市が提供するホームレス・シェルター*で過ごしている。[5]

ニューヨーク大学の研修医が訓練を受けるベルビュー病院は、患者の70％がホームレスである。これは精神科だけでなく、すべての患者を合計した推計値だが、私の経験から見て、精神科患者は十中八九、ホームレスだと言っても過言ではないほどだ。ホームレスのうち精神科患者、特に重症の精神疾患を持つ人の割合は非常に高い。いくつかの研究によれば、ホームレス全体の25〜50％が精神疾患を持っているという。[6] ホームレス用の休息所ではなく、路上生活をしているホームレスの場合、精神疾患の有病率は90％を超えるという調査結果もある。[7]

精神科ER（救急外来）で勤務していたある冬の日、そこにある家族が訪れた。6歳の子が深刻な自殺願望（積極的な自殺念慮）を訴えているというのだ。事情を聞くうちに、気の毒な気持ちで胸が苦しくなった。シングルマザーと5人の腹違いの子どもたちからなるこの家族は、テントで暮らしていた。以前は市が設けたホームレス・シェルターで暮らしていたが、周囲の住人たちが常習的に麻薬を服用したり、家庭内暴力を続けたりして揉めごとが絶えず、たまりかねてシェルターを退去し、街外れにテントを張ってそこに住むことにしたのだった。同日、子どもたちのうちで一番年長の高校生の子どもも、自殺願望でERに来た。幸い、ふたりとも到着してまもなく自殺願望はおさまった。医学的には退院が可能な状況だったが、うかつに退院させるわけにはいかなかった。この子たちを氷点下の凍える気温のなか、ろくに暖房もなく、トイレもシャワーもないテントに帰らせるのが、果たして正しい判断なのだろうか。患者たちが長蛇の列をなし、狭苦しい精神科ERよりも、さらに劣悪な環境でもまれながら生活しなければいけないとは。世界で一番富裕な国アメリカで、こんなことが起きているということが信じられなかった。

＊

30代後半のテディは、毎月のようにERを訪ねてくる常連患者だった。彼はいつも

＊ homeless shelter：ホームレス問題が深刻化したため、市が作った集団宿舎。

朗らかな表情をしていたが、そんな外見とは対照的に、常に自殺願望を訴えていた。そのたびに、彼は病院が提供するサンドイッチを2、3切れ食べてから眠りにつき、翌朝になると症状が治ったと言って退院していった。もちろん、彼のように寝床や食事を求めて精神科ERを訪ねてくるケースは珍しくはないが、大半の患者は入院を希望する。精神病棟に入院すれば、しばらくはベッドと食事の心配をせずに過ごせるからだ。ところが、テディは一度も入院したいと言わなかった。患者たちのなかには、なぜか好感が持てる者もいるのだが、テディがまさにそんなひとりだった。絶望的な状況にあっても楽天的な彼の態度を見ていると、仮病だとわかっていても憎めないのだ。

ある夏のこと。テディがいつものようにERを訪ねてきた。ところが、今回はひとりではなかった。なんと可愛らしい子犬を一匹、連れてきたのだ。迷子になってブルブル震えていたので助けてあげたのだと言う。ポケットに入るほど小さいので、「ポケット」と名づけたという話も付け足した。テディにとって、ポケットは自分への贈り物のようだった。以前は彼の姿を見ると避けたり、足早に逃げたりしていた通りすがりの人たちも、彼がポケットと一緒に過ごすようになってからは、自分から近づいて話しかけてくるようになった。ERには犬は連れ込めないと聞いて、彼は初めて病院で眠らず、サンドイッチをひとつもらうと、笑顔ですぐに病院を後にした。そしてしばらく来ることはなかった。

*

それから半年ほどたった冬のある日、テディが息を切らしてERに現れた。いつもとは違い、上気した顔で慌てている感じだった。すると、あのテディが初めて、「死にたくてたまらない。自分でも何をしでかすかわからないから入院させてほしい」と言うではないか。私を含めたERのチームは初めて見る彼の姿に動揺し、深刻な状況だと理解した。「テディがあんなに言うのだから、きっと何か問題があるに違いない。入院させた方がいいだろう」、「態度がいつもと違うのは、もしかしたら薬物のせいなのでは?」などと、さまざまな意見が行き交った。結局、チームのメンバーは誰もがテディを大いに心配して、彼を入院させることに決めた。入院病棟にちょうど空きがあったので、テディはすぐに病棟へと向かった。

次の患者を診察していると、当直用の電話のベルが鳴った。患者に待ってもらって受話器を取ると、入院病棟の看護師長からだった。

「先生、さっき入院させたテディのことで……。いますぐ来ていただけますか」

すぐ行くと伝えて病棟へと急ぐあいだ、さまざまな考えが脳裏をよぎった。「もしや病棟に行く途中で自殺でも試みたのか」。心配を胸に病棟に駆けつけると、テディがうなだれたまま床を見つめていた。どうしたのかと聞こうとしたとき、横に立っている看護師長が何か抱えているのが目に入った。よく見ると、手のひらに収まるほどの小さな黒い子犬、ポケットだった。ポケットは目をつむったままブルブル震えており、鼻は乾き切っていた。

テディは、自身もポケットも3日前から何も食べておらず、さらに昨日からポケットが熱を出していると言った。どこに行っていいのかわからず、精神科ERに来たのだが、ERには犬を連れてきてはならないという話を思い出し、入院病棟に行けばこっそり犬に食べ物をあげながら生活できるのではないか、と思ったということだった。

規定上、犬を連れて入院することは不可能だった。結局、再びチームの長い会議を経て、私たちはテディに、子犬を保護センターに送り、テディはホームレス・シェルターに行ってはどうかと提案した。ポケットが安楽死させられやしないかというテディの質問に、保護センターをよく知る同僚の研修医が、「そのようなことはない」と安心させた。テディは思いのほか素直にこの提案を受け入れてくれた。彼は、ニューヨークの寒い冬からポケットを守ってやれる自信がないと言いながらポケットを抱き上げ、私たちにしばし席を外してほしいと頼んだ。私たちが部屋を出ると、いつも明るかったテディはわが子を失った母親のように声を上げて泣いた。固く閉じられたドアの隙間から漏れ出した、その重いすすり泣きを、私はいまも忘れることができない。

あの人がいなくなったことが信じられません

彼はいつものように、長いボサボサの髪に野球帽をかぶり、待合室に座っていた。私が名前を呼ぶと、彼は隣の席に置いてあったビニール袋を手にして立ち上がった。そして重い足を引きずり、ゆっくりとこちらに向かって歩いてきた。

この70代の老人は、若い頃にしばしオピオイド（アヘン系鎮痛薬）依存症になったものの、その後の数十年間は薬物を絶ってきた。ところが3年前、再びアヘン系麻薬であるヘロインに手を染めてしまった。40年間にわたり苦楽を共にした妻が、彼の真心を尽くして面倒を見てきた甲斐《かい》もなく、長い持病の末に旅立ってからまもなくのことだった。

彼と会うのは3回目くらいだろうか。私は初めて、ビニール袋の中身について尋ねた。その瞬間、彼の暗かった表情が明るくなり、震える手でビニール袋を開けた。彼がそっと差し出した額縁には、私の前に座っている人と同一人物とは思えないほど、こざっぱりした身なりの中年男性が、妻とふたりで旅先でポーズをとる写真が飾られていた。

「私の妻です。美人でしょう？　このときが人生で一番幸せな瞬間でした」

愛している人を失くすことは、言葉では表せないほど大きな悲しみを生む。また、それによって悲嘆反応を示すのはごく自然なことである。従来、学者たちは悲嘆《グリーフ》の感情について、否認－怒り－取り引き－抑うつ－受容という５つの段階を順番に経るものと考えてきた。しかし、その後の多くの研究で、悲嘆反応はこのように順番通りに一直線に進むものではなく、人によって違った過程を経ることが明らかになった。

喪失を経験した人は、多くの場合、一連の苦痛な期間を経た後に最終的に現実を受け入れ、喪失した対象との関係を見直し、未来を前向きに見ることができるようになる。これを「統合された悲嘆（integrated grief）」の段階と言う。

ところが、一部の人は愛する人の死を受け入れられず、悲嘆反応が続くことになる。これを研究者は、「複雑性悲嘆（complicated grief）」または「遷延《せんえん》性悲嘆症（prolonged grief disorder）」と呼ぶ。「複雑性」とは、傷を負った際に生じる「合併症（complication）」

に由来する言葉である。すなわち、死別の後に喪失に適応することを阻《はば》む思考や感情、行動が、まるで傷の治癒を阻む合併症のようだということから名づけられたのだ。

悲嘆を精神疾患として見るべきかについては、専門家たちのあいだでも意見が分かれていた。しかし、アメリカ精神医学会は多くの研究結果を検討した結果、２０２２年に発表された『精神疾患の診断・統計マニュアル』改訂第5版（ＤＳＭ－５－ＴＲ）に初めて「遷延性悲嘆症」を公式診断名として追加した。個人的には、遷延性悲嘆症よりも複雑性悲嘆という名称を使いたい気持ちもある。愛する人を失うことで経験する困難を「症」と呼ぶのには抵抗があるからだ。だが、公式用語として決められた以上、本書では「遷延性悲嘆症」という表現を使うこととする。

遷延性悲嘆症を持つ人は、愛する人を失った瞬間から時が止まっている。常に亡くなった人への想いにとらわれ、その人がいない人生にはもはや価値がないと感じている。そうした人は、長期（12カ月以上）にわたり強烈な悲しみと悲嘆反応から抜け出すことができない。

ある中年女性の患者は、愛する娘が20代でがんで亡くなり、それから5年たったいまでも娘の部屋を片付けられないでいる。その患者は、「いまも娘の死が昨日のことのようです」と語る。そんな彼女の日課は、娘の部屋へあいさつに行くことから始まる。

「朝起きたら、まず娘の部屋に行って名前を呼ぶんです。元気？　ママは元気だよ」

そして、娘の臨終の姿を毎日思い出すのだ。

研究によって多少の違いはあるが、愛する人を亡くした人の7〜10％が遷延性悲嘆症となる。[8,9] また、愛する人の死因が自殺や他殺であった場合は、症状が現れる確率が少し高まる。[10] そうした人たちの一部は精神科や心理相談センターで専門的な治療を受けたりもするが、多くの場合、治療が必要とは見なされずに放置される。

では、治療が必要かどうかはどう区別すればいいのだろうか。症状の深刻さによって慎重に判断すべきだが、共通した条件としては、時間が経過しても改善しなかったり（先の患者のように、「いまもあの人が去ったのが昨日のことのようだ」と語るケースなど）、社会的機能が著しく低下・損傷したり（仕事がまったく手につかないとか、家に引きこもって孤立するなど）、絶望感や自殺願望にとらわれたりするようなら、専門的な治療を検討した方がいい。

＊

当初は薬物依存症の治療から始まった、その老人とのカウンセリング内容は、しだいに悲嘆治療へと変わっていった。私たちは毎週、老人の妻について話し、彼女の死に際を思い浮かべながら、すでに世を去った妻との関係を見直すための時間を設けた。老人はこの何年ものあいだ、1日たりとも妻の臨終の日のことを思い出さないことはなかった。妻は最後の3年間を自宅の介護ベッドに寝たきりで過ごしていたが、臨終の日の朝、老人が妻のところへ行くと、彼女の体はすでに冷たくなっていた。老人はただちに緊急通報し、救急車が来るまでのあいだ、妻を抱き締めて泣きじゃくるばかりだった。

――あの日、もう少し早く起きてすぐに救急車を呼んでいたら、妻は助かったんじゃないだろうか。

――救急車が来るまで心臓マッサージでもしていたら、こんな結果にならなかったのでは。

絶えずそう自問し、自分を責める毎日を過ごしているうち、彼は思い出したくない記憶を消すため、また麻薬に手を染めた。その後、社会と断絶して狭い部屋に閉じこもり、麻薬に依存して暮らすようになった。そんなある日の夜、夢に妻が現れた。妻は彼を見つめ、黙ったまま涙を流していた。妻の悲しそうな泣き顔は、まるで麻薬びたりの自分を哀れんでいるかのようだった。麻薬依存症の治療のために、老人が私のクリニックを訪問したのは、その翌日だった。つらい記憶と向き合うのは決して簡単ではなかったが、彼は治療を継続した。「妻が生きていたなら、私が変わることを望むだろう」と自分に言い聞かせながら。

身を削る努力の末、彼は麻薬を断つことができた。麻薬をやめ、悲嘆治療に専念してから2カ月、彼は妻が世を去ってから連絡を絶っていた友達や妻の家族たちと、また交流するようになった。妻の生前に夫婦でかわいがっていた甥《おい》や姪《めい》たちと3年ぶりに会って、食事を共にしながら妻の思い出を分かち合い、楽しい時間を過ごした――そう言うと、彼は少し笑顔を見せた。

悲嘆はしばしば、旅にたとえられる。ふらりと去っていったと思うと、いくらか時がたって感情が落ち着き、気持ちが整理された頃に、また元の場所に戻って日常を過ごすような旅。しかし、私は悲嘆とは「完全に新しい始まり」だと思っている。どんなことも、大切な人を失った自分を、失う前の自分に戻してくれることはない。悲嘆はそのように新たな自分に出会い、以前とは違うやり方で故人との関係を結ぶ過程である。たとえ愛する人を亡くしたとしても、人生には生きる価値があり、この世界は意味のあるものだ――悲嘆とは、そのことに気づくプロセスに他ならない。誰かを「愛」する気持ちは、故人を見送る瞬間、「悲嘆」へと姿を変える。つまり、悲嘆とは喪失の後に経験する、愛のもうひとつの姿なのである。[11]

治療が終わりに近づいた頃、いつからか老人はビニール袋を持ち歩かなくなった。聞いてみると、写真は玄関の壁にかけてあるという。

「私がまた外の世界を歩き回れば、それを見て妻も喜ぶだろうと思いましてね」

記憶を共に歩く時間

「すべての精神疾患において、その発生リスクを最も高める要因の一つは、幼い頃に受けた身体的・情緒的・性的虐待である」

これは最近、最も権威ある学術誌『アメリカ精神医学ジャーナル（American Journal of Psychiatry）』に発表された論文の要旨だ。[12] 心的外傷後ストレス症（ＰＴＳＤ）の診断の構成要件であるトラウマについて、ＤＳＭ－５は「死／深刻な負傷／性暴力、またはその脅威を直接経験したり、他人が経験するところを目撃すること、またはこのような出来事に身近な家族や友人が巻き込まれたのを知ること」と定義する。

ＰＴＳＤの患者は、トラウマ記憶を抑圧したり避けようとしたりする傾向がある。トラウマに直面することが、心理的ストレスを引き起こすからである。ＰＴＳＤ患者は短くても数年、長ければ数十年以上も前のことを、はっきりと覚えている。当時嗅いだ匂い、抱いた感情、頭をよぎった考えが、まるで昨日のように鮮明に浮かんでくるのだ。一例を挙げると、アフガニスタンで車を運転中に敵の爆弾テロ攻撃を受けた元軍人の患者の治療にあたったことがある。彼は十数年たったいまも、ハンドルを握ることができない。運転をするだけで、戦場に戻ったかのような気分になるからだ。運転席に乗ると激しい動悸《どうき》がし、体中が汗だくになるのだ。このような症状のせいで職探しも難しく、ついには他人との交流も途絶え、家に閉じこもるようになった。当然、ＰＴＳＤも悪化していった。

アメリカでは精神科の研修医として4年目になると、特定の分野を選んで経験を積むことができる。私はこの時期、以前から関心のあったＰＴＳＤ治療を深く学ぼうと思った。

ＰＴＳＤ治療に対して効果が認められた薬はあまりない。抗うつ薬を使うこともあるが、通常はトラウマに焦点を置いた心理療法（trauma focused psychotherapy）をまず試みる。[13] そのなかでも、持続エクスポージャー療法（prolonged exposure therapy）と認知処理療法（cognitive processing therapy）は、最も効果があるとされている治療法である。

持続エクスポージャー療法とは、その名の通りトラウマ記憶に繰り返し向き合うことで、PTSD症状を直接的に矯正する治療法である。患者は診察室のなかで、カウンセラーとトラウマ体験を何度も分かち合い、思い返す。このように経験を繰り返し打ち明けることで、患者がこれまで避けてきたトラウマ記憶に心理的に慣れ、適応できるように手助けするのだ。先ほどの元軍人の例で言うと、この方法によってハンドルの前で破裂しそうだった心臓は、少しずつ落ち着き、汗もあまりかかなくなっていく。

幼い頃に親から常習的に情緒的・言語的・身体的虐待を受けてきた患者、性暴力を受けた患者、イラクやアフガニスタンに派兵されて多くの戦友や敵兵の死を目《ま》の当たりにしてきた軍人など、さまざまな患者と出会ってきた。初めてPTSDの患者を診たときは、心配が先立った。

――この患者がショッキングな記憶を呼び戻すことで、症状が悪化しないだろうか。

しかし、時間がたつにつれ私の考えは変わっていった。トラウマから逃げずに毎回きちんと課題をこなし、治療に専念する患者たちの姿に、一種の畏敬の念すら覚えるようになった。

患者たちが吐き出す虐待の経験は、治療者である私でさえ間接的なトラウマを抱えるほど強烈なものだった。なかでも一番つらかったのは、子どもの頃に叔父から受けた虐待のトラウマに苦しむ20代の青年、アリのケースだった。

＊

中東で生まれたアリは5歳で両親を亡くし、数年ほど祖母と一緒に暮らした後、アメリカに住む叔父の養子になった。ニューヨークの名門大学を出た叔父は、アリの家族の誇りだった。夢を抱いてニューヨークに到着した日の夜、アリの期待とは裏腹に、叔父は酒に酔って暴言を吐きながら、アリに手を上げた。それ以来、アリは中学生になるまで、叔父から毎日のように暴力を受けた。

ある日、学校から帰ってきたアリに、いつものように酔っていた叔父は、「なぜ帰りがこんなに遅いんだ」と怒りをぶつけた。そして、常にアリを殴るのに使っていたバットを手に迫ってきた。だが、いつの間《ま》にか叔父と同じほどの背丈になり、力もついたアリは、やすやすとは殴られなかった。アリは自分目がけて振り下ろされたバットをつかみ、引くことなく叔父に立ち向かった。怒り心頭に発した叔父はバットを投げ捨て、キッチンへと向かった。戻ってきた叔父の手には包丁が握られており、その夜、アリは身を守ろうとして、叔父の包丁で刺傷を負った。

私は治療者として、アリと共にその悪夢のような一夜の記憶を何度も噛みしめた。アリが刺されたときの話を語ると、私も自分が刺されたかのように心が痛んだ。何よりも私を悲しませたのは、14歳の少年アリの心遣いだった。アリはバットをつかんだとき、自分が酔った叔父より力が強いことに気づいた。しかし、彼は叔父に立ち向かおうとする代わりに、こんなことを考えた。

「僕がバットを強く引っ張ったら、叔父さんはバランスを崩して倒れてしまうかも」

彼のことを毎日のように虐待し、傷つけようとした叔父。その叔父に怪我をさせてはいけないと気遣った少年の言葉を聞くやいなや、思わず込み上げるものがあった。診療後、トラウマ治療専門の教授に指導を受けながら、このことについて話しているうちに、私はとうとう泣き出してしまった。

ＰＴＳＤ患者はしばしば、トラウマの原因となった事件の責任を自分に負わせることがある。幼い頃から私たちは、「善人には祝福を、悪人には罰を」という、実際は現実味に欠ける勧善懲悪の論理を教え込まれているため、何かひどい目に遭わされたトラウマの被害者は、「自分が何か悪いことをしたからだ。自分に問題があったからだ」という具合に、事件の原因を自分に向けてしまうのだ。そんな患者が、「それは自分のせいではない」ことに気づく手助けをするのは容易ではないが、とてもやりがいのある仕事でもある。虐待やトラウマ記憶を乗り越え、ついに自分の足で立ち上がって人生を切り開いていく患者を見るたび、私は昔の詩の一節のように、コンクリートに咲いたバラを思い浮かべたのだった。

アリの治療の過程も、やはり簡単ではなかった。なかでも忘れられない、最も心が痛んだ場面はこうだ。子どもの頃の一番うれしかった記憶は何かと、彼に尋ねた。アリはいつも、過去の話をしながら泣いたり怒ったりしていたが、そのとき初めて明るく笑いながら答えた。

「幸せだったことは一度もありません。思い出せないと言った方がいいかも……。いや、ひとつだけ思い出したことがあります。あるとき、叔父さんが肩車をしてくれたんです。本当にうれしかったなあ」

ひとりの命を救うということ

医者になって1年目、内科病棟で交代勤務をしていたときのことだ。腎臓移植の手術を無事に終えた60代の患者が明るい笑顔を浮かべながら、医療チームに対して、自身の生命を救ってくれたことに礼を言った。腎不全のため日常生活がほとんど不可能だった彼にとって、新しい腎臓は新しい人生のスタートを意味していた。その場には手術を担当した腎臓内科医と外科医、患者の主治医だった私、内科の研修医がいたが、和やかな雰囲気のなか、回診を終えた。ところが問題は、腎臓内科医と外科医が病室を出ていった直後に起きた。患者は急に表情を変え、こう言ったのだ。

「私は移民が大嫌いなんだ。あいつらが何をしてくれたというのだ？　全員、元いた国に帰らせるべきだ」

先に病室を出ていった、彼の命を救ってくれたふたりの医者は、それぞれ中東と東南アジアからの移民だった。私のことは視野に入っていなかったのか、それとも私は嫌悪の対象ではなかったのか、あるいは彼にとって私は透明人間のような存在で、気にもならなかったのか、いまだによくわからない。彼はその一言ではおさまらず、しばらく移民と有色人種に対して激しい怒りをぶちまけ続けた。

ほんの5分前には、一目で移民とわかる有色の医師たちに対して「命を救ってくれてありがとう」と告げた人と、彼が同一人物であることが信じられなかった。たぶん彼は、自分の前に立っている白人の研修医の父親もまたスロベニアから来た移民である事実を知らなかったのだろう。いや、知っていたとしても、それはどうでもよかったのかもしれない。彼にとって重要なのは、移民という身分ではなく、肌の色だったのかもしれない。この出来事を経験する前まで、私が人種差別主義者《レイシスト》に会ったときに最初に抱く感情は、怒りだった。しかし、その日に病室で私の胸に湧き上がったのは、深い悲しみと無力感だった。

いままで一体どんな経験をしたがゆえに、命の恩人に感謝の言葉さえ心から伝えられない人間になってしまったのだろうか。生命を救うことによっても、その人の思想を変えられないとすれば、一体何をどうすればいいのだろうか。その日以来、病院のなかであれ外であれ、人種や肌の色など、自分で変えられないことを理由に相手を尊重しない人を目にすると、その患者の目つきを思い出すようになった。

＊

大学病院という巨大な防波堤も、私の首にかかった医師免許という盾も、予告もなく私を襲う憎悪《ヘイト》を防ぐことはできなかった。ERで勤務していたある日は、麻薬で前後不覚になった患者が、私を「チンク」＊と呼びながらベッドから起き上がって迫ってきたので、慌てて診察室から出たところ、幸いにもドアの前でそれを見ていた院内警察が止めに入ったおかげで危機を免《まぬか》れた。その後も、人種差別的な患者に会うことは珍しくなかった。

そんなある日、人口の大半が黒人からなるブロンクス区にあるメンタルクリニックで、1週間の派遣勤務をすることになった。そこの仕事仲間だった支援家＊＊のジミーは

＊　アジア人をさげすむ俗語。
＊＊　自分の精神疾患治療経験をもとに、個人面接やグループ治療を通じて他の患者の手助けをする人。

30代の白人男性で、全身にタトゥーを入れ、常にはつらつとしていた。タトゥーは主に平和を象徴するデザインで、鳩《はと》、天使、ハートなど、色とりどりだった。アメリカでは全身をタトゥーで埋め尽くしている人は珍しくないが、ジミーのタトゥーは少し変わっていた。まるでタトゥーの上から新しいタトゥーを重ねたようだった。

ジミーが関わっていた依存症患者グループの治療現場を何度か見学したが、経験に基づく彼のスムーズな進行に感心した記憶がある。ある日、参加者のひとりが彼のタトゥーのことを話題に出した。

「ジミー、そのタトゥー、とっても素敵ね。どうして全身にタトゥーをしようと思ったの?」

他の人たちもうなずき、自分も理由を知りたいと口々に言った。ジミーはちょっとためらってから、長いため息をつきながら言った。

「皆さんにもそれぞれ事情があるように、私にも暗い過去があります。ひとつお願いがあるんですが、これから告白する過去で、私を判断しないでほしいんです」

参加者たちはうなずき、「もちろん」と口をそろえた。彼の口から明かされた過去は、驚くべきものだった。

「お恥ずかしいことですが、私は10代の頃、白人至上主義の思想に染まっていました。いまとなっては、どうしてそんな考えを持っていたのかわかりません。ですが、当時は心のなかに強い怒りを抱いていて、とにかくこの世界を憎んでいたんです。その怒りを吐き出すためだったのか、インターネットで白人至上主義を掲げるサイトに溺れて、その優越思想を丸ごと吸収しました。そして、その内容を自分の体に刻みつけました。その後、薬物依存症ですべてを失い、すみかを追い出されて路頭に迷ったときは、それもすべて移民のせいに思われ、かれらをさらに強く憎みました。ひどいときはアメリカが他の人種に乗っ取られているという妄想にとらわれ、薬物で頭がいかれると、奴らをやっつけろという幻聴まで聞こえるほどでした」

*

一瞬、静寂が流れた。その場の全員が衝撃を受けた様子だった。気のいいリーダーだと思っていたジミーの告白に、誰もが動揺の色を隠せず、怒りを露《あら》わにする人までいた。ジミーはしばらく息を整えてから、うつむいたまま言葉を続けた。

「その頃、ここのクリニックのメンバーに出会ったんです。ニューヨークの路上で寒さに凍えながら野宿をしていたとき、かれらは私に食べ物を分け与えてくれ、部屋も探してくれました。かれらは私の体に刻まれたタトゥーも見ました。それでも、私に等しく接してくれたのです。麻薬を断ち、精神科の治療を受け、幻聴や妄想も徐々に治っていきました」

彼の目から涙があふれ、表情がゆがんだ。それでも彼は話を続ける。幻聴や妄想が消えると、自分の体を覆ったタトゥーが恥ずかしくて耐えられなくなった。体に残ったタトゥーの跡は、自分の過去の過ちを浮き彫りにする烙印《らくいん》になったようだった、と彼は言った。

「そのとき、ここの人たちが言ってくれたのです。憎しみや嫌悪を消すのは愛の力だ、と。体に刻んだヘイトのタトゥーを、愛と平和のタトゥーで覆ったらいい、と。そうやって、クリニックの皆さんが力を貸してくれたおかげで、私はタトゥーの上から新しいタトゥーを刻み込んだのです」

話を終え、うつむいたまますすり泣くジミーの前に、いつの間にかひとりの老人が立っていた。白髪頭で小柄な老いたその黒人は、ゆっくりとかがみ込んだ。ジミーもそれに気がつき、顔を上げた。

その老人は、涙に濡《ぬ》れたジミーの目をじっと見つめてから、肩を震わせるジミーを黙って抱き締めた。他の患者たちも彼のそばに近づき、背中をさすった。その瞬間は、私が見学したどのグループセラピーよりも癒やしに満ちた場面だった。

ジミーを寒い冬の街路から救ってくれたブロンクス・クリニックの職員たちは、全員が有色人種だった。かれらがいなかったら、恐らくジミーは道端で凍え死ぬか、生きていたとしても麻薬に溺れたままだっただろう。かれらはジミーの体に刻まれたヘイトのタトゥーを見ても、愛によって彼を受け入れたのだ。

ジミーが担当していたグループのメンバーたちもそうだ。もしかれらがジミーの過去を赦《ゆる》さなかったら、その後の彼がどうなっていたかはわからない。もしかしたら、罪悪感と後悔に押しつぶされ、再び薬物に手を染めていたかもしれない。私はその日以来、人種差別主義者に遭遇すると、ジミーを見つめていたあの老人の眼差《まなざ》しを思い起こすよう努めている。また、ブロンクス・クリニックの職員や、ジミーの背中をさすって慰めていた周りの患者たちが、彼の命を救った瞬間を思い浮かべる。

人種的マイノリティの子の親として生きるということ

私の娘のクレヨンの箱を開けると、並んだクレヨンのうち2色だけ、他の色より短くなっている。茶色と黒のクレヨンだ。コロナ禍のために育児に専念していたとき、ちょうど開始されたディズニープラスのストリーミングサービスは、育児疲れを癒やしてくれる一筋の光明だった。娘と私はディズニー映画を片っ端から見漁《みあさ》った。『アナと雪の女王』は、娘が2時間ものあいだじっと座って見ることのできた、初めての映画である。エルサにどっぷりハマっていた娘に、私たちは他の家庭と同じく（娘の切なる願いに負け）エルサの服をプレゼントした。もちろん、その服を着た娘は誰よりも――私の目から見て――かわいかったが、心の片隅に心配する気持ちもあった。育児の先輩たちから、子どもがディズニー映画を観たあとで自分の顔を描きながら髪を黄色で塗ったり、なぜ自分は金髪じゃないのかと聞かれたりしたという話を聞いていたからだ。

しかし、そのような心配は無用だった。娘は次に見た映画『モアナと伝説の海』に心を完全に奪われてしまったのだ。『モアナ』を見た娘はそれ以来、絵を描くと顔をすべて茶色に、髪を黒色に塗った。一時期は、エルサやアナ、『リトル・マーメイド』のアリエル、『美女と野獣』のベルの顔まで茶色に塗っていた。「肌は茶色だから」と独り言を言うこともあった。

アメリカ移住を考えている人から一番よく聞かれる質問は、病院で差別を受けることはないか、医師がアジア人だからといって嫌がる患者はいないかといった、人種差別に関することだ。振り返ってみれば、私自身も同じような悩みを抱えていたと思う。もちろん、人種差別は存在する。それでも、学問の世界ではある程度の防波堤が作られている。少なくとも、あからさまに人種差別的な言動をするのは無礼だという空気があるし、何よりも人種差別的行動をした人は大学から懲戒処分される可能性もあるからだ。それに比べ、病院は実に多種多様な人々と出会う場所である。患者のなかには当然に人種差別主義者もおり、かれらから医療チームがひどい侮辱を受けることもある。

＊

ニューヨークでコロナウイルスが最も深刻だった2020年のある春の日、私は娘を連れて家の前を散歩していた。そのとき、ベンチに座っていたホームレスらしきお婆さんが、顔をしかめて娘をにらみつける気配を感じた。当時はテレビで連日のようにアジア人に対する憎悪犯罪《ヘイトクライム》が報じられていたので、私は思わず身がまえた。もしかして、私たちがアジア人だからなのか。緊張しながら横を通り過ぎると、お婆さんは娘を見て、明るい笑顔を見せた。

「かわいいお嬢ちゃんね」

その瞬間、私はお婆さんに申し訳なく思った。カウンセリングで一番大切な姿勢は、相手を自分の物差しで測ったり評価したりしないことである。私は常に、患者に対して真心で向き合えば、患者もまた私に真心で応えてくれると考えていた。これは私の人生のモットーでもあった。なのに私はその日、うかつにもお婆さんを私の物差しで測り、危険だと判断してしまったのだ。私は自分がとても恥ずかしくなった。なぜ私はそのお婆さんを警戒してしまったのだろうか。彼女の表情のせいか。それともホームレスだったからか。面目ないことだが、恐らくこうした要因が重なってのことだったのだろう。

アメリカで人種的マイノリティとして子育てをすることに何の心配もないと言えば、それは嘘になる。ときおり人種間の摩擦が深刻化して、アジア人に対するヘイトクライムが増加すると、なぜよりによってアメリカに来てしまったのかと思うこともある。いつかうちの娘も私が経験したような悲しい目に遭うかもしれないと考えると、いまから心が痛む。しかし、子どものためにできることは、まず私自身が他人を先入観なしに見る努力をすることではないかと思う。身なりや表情の裏に隠れている心のあたたかさに気づけないとしても、少なくとも他人を軽々しく判断しないことだ。これが子どもにしてやれる最小限の努力ではないか。

アーモンドお婆さん

小説『アーモンド』の主人公、16歳の少年ユンジェ。彼は「アーモンド」のような形をした、脳の側頭葉の奥深くにある扁桃体《へんとうたい》が小さいため、怒りや恐怖をうまく感じることができない。感情を持つことができない彼は、周囲から「怪物」と呼ばれている。

扁桃体がないと、本当にユンジェのように何の感情も持てず、共感能力も落ちるのだろうか。厳密に言うと、必ずしもそうではない。研究の結果を総合すると、扁桃体が損傷すると、人の表情から感情を読むことが比較的難しくなることはあるという。[14]しかし、ある研究によれば、扁桃体を切除した患者が、むしろ過度な共感能力（hyper empathy）を示すことが観察されたともいう。[15]感情を認知するプロセスは扁桃体にのみ依存するわけではなく、非常に複雑な脳のメカニズムに関わるものなのである。

偶然にも、研修医時代にユンジェと似たような患者を診たことがある。とても小柄で身長150センチにも満たないほどの60代後半の白人女性だったが、てんかんの症状がひどく、日に何度も発作を起こすので、扁桃体の切除手術を受けた患者だった。彼女は60代後半という年齢には思えないほど純粋で、天真爛漫《らんまん》な人柄だった。高齢者にこのような修飾語をつけるのは少し申し訳ないが、「かわいらしい」という表現がぴったり当てはまる人だった。彼女のそんな性格と、扁桃体がなくなったことが関係しているかどうかはわからない。彼女自身にもよくわからないというのだから、切除手術をした医者にわかるはずはないだろう。明らかなことは、扁桃体切除手術を受けてからは、彼女を数十年間ひどく苦しめてきたてんかんの症状が消えたという点だ。彼女はそれだけでも十分満足だと言っていた。

*

てんかんの症状が消えたこと以外にも、扁桃体を除去したことで起こった重要な変化は（予想できたことだが）、「恐怖が消えた」という点である。ある日、彼女がマンハッタンの高級マンションの前にしばし車を停めていたら、マンションから出てきたドアマンが、窓の外から彼女をにらみつけ、ドアを激しく叩いた。彼女が杖《つえ》を手にして車から降りると、巨体のドアマンが彼女を見下ろすようにして、ただちに車を移動させろと怒鳴りつけた。だが、彼女は引き下がるどころか、むしろ杖を持ち上げ、ドアマンに突きつけながらこう言った。

「あんた、誰に向かってそんな口を利くんだい！」

それと同時に、ドアマンの大きなこぶしが目の前に飛んできた。彼女によれば、その瞬間が、まるで映画のスローモーションのワンシーンのように、いまも目に浮かんでくるという。そしてもうひとつ、彼女がはっきり覚えているのは、その状況がまったく怖くなかったという点だ。そのため、そのこぶしを避けることもなく、避ける気もなかったという。それを聞いて、私はあぜんとしてしまった。その事件により彼女はERに担ぎ込まれ、目の周りにできた大きなあざは、長いこと消えなかった。もちろん、これはほんの一例に過ぎず、扁桃体を切除して以来、彼女は頻繁に大小さまざまな事件に遭遇することになった。

彼女の人生は手術前と後で大きく変わった。より大変な人生を歩むことになったのではないかと思う人もいるかもしれないが、彼女自身は手術後の自分の方が気に入っているそうだ。てんかんがなくなってQOL（生活の質）が向上したというだけでなく、「恐れを知らない」自分のことが愛らしいと、口癖のように言っていた。

私は扁桃体を切除する前の彼女に会ったことはないが、彼女が愛らしい人である点には、100％同意する。恐怖を感じないことと直接の関係があるかどうかはわからないが、彼女は誰よりも自身の感情に正直で、同時に他人に配慮することのできる人だった。

パク・チャヌク監督の映画『オールド・ボーイ』には、こんなセリフがある。「人は想像力があるから卑怯《ひきょう》になる」と。「想像をしなければ勇敢になれる」と。彼女を見ていて、ふとそのセリフを思い出した。

最後のあいさつでも、彼女はクールだった。

「みんな、精神科のお医者さんと別れるのを怖がるんですってね。でも、私は怖くないわ。だって、私は怖さを知らない女だから」

彼女はそう言うと、涙ぐんだ目で笑顔で去っていった。

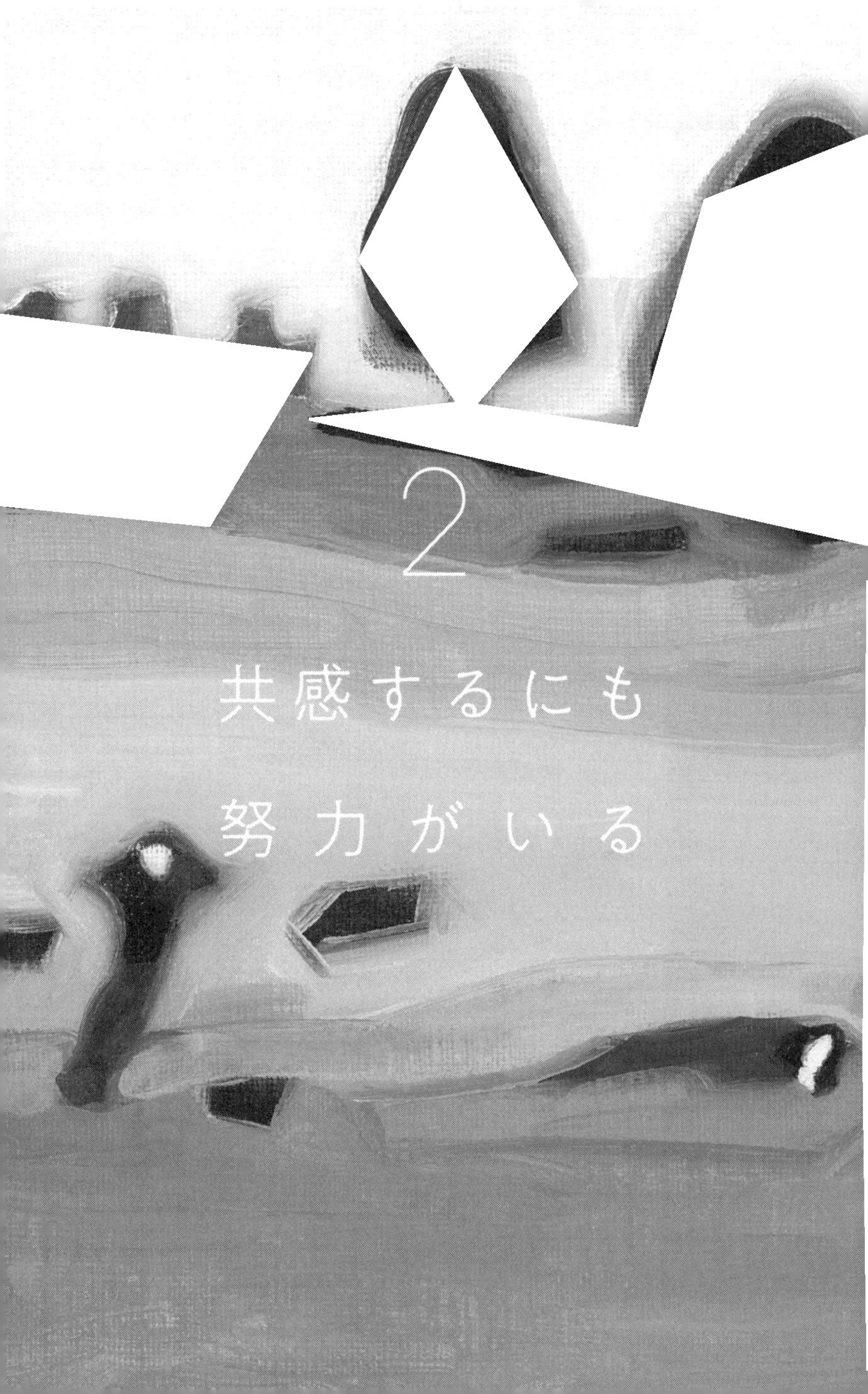

2

共感するにも努力がいる

わからないさ、それがどんな気分かなんて

アメリカでの精神科医としての第一歩は、急性期病棟から始まった。この病棟は、患者や部外者が自由に出入りできない閉鎖病棟で、統合失調症や双極症の患者の他にも、深刻なうつ、不安症、パーソナリティ症の患者を主に治療する場所だ。

朝の回診は、患者の主治医である精神科研修医が主に問診しながら、教授や看護師、臨床薬剤師、ソーシャルワーカー、医学生で構成されたチームが、患者をひとりずつ順番に診ていく。患者とふたりきりで話すことも難しいのに、5、6人のネイティブスピーカーが見守るなかで英語で問診するなんて、初めは考えただけでめまいがした。緊張のあまり、言いたい言葉が思い浮かばないときも多く、思ったこととと正反対の言葉が口から飛び出すこともあった。

＊

私が主治医として初めて担当した患者は、境界性パーソナリティ症を持つ30代の白人女性だった。この患者は夫婦喧嘩《げんか》の最中に怒りをコントロールできず、夫のトラックで自宅に全速力で突進した。幸い、大きなけがはなかったものの、精神科への強制入院〔精神障害による自傷他害のおそれのあるケースを対象とし、日本の措置入院にあたる〕は避けられなかった。一対一の最初の問診では、彼女はとても落ち着いていて協力的だった。ところが、入院してから何度も感情を爆発させ、そのたびに個室に隔離された。あるときは警備員の手を噛み、唾を吐いたこともあった。会えば会うほど、彼女が私に敵意を抱いているように感じたが、それがなぜかはわからなかった。

そんななか、病棟勤務の最終週になって、やっとこの患者の本心を知ることになった。いつものように朝の回診をしていたら急に怒り出し、アメリカ政府は移民だけを優遇し、白人のことを考えていない、という人種差別的な発言をしたのだ。彼女は興奮した声で、自分がマイノリティに生まれなかったというだけで、こんな冷遇を受けていいのかと鬱憤《うっぷん》をぶちまけた。

彼女のすぐ前に座っていたのは、私だった。名指しこそしなかったものの、彼女の発言はその部屋にいたふたりの有色人種のうちのひとりであり、唯一の移民であった私に向けて放った矢であるのは明らかだった。経験のある人ならわかるだろうが、人種差別的な発言は聞く者に大きな傷を残す。アメリカに来てから人種差別を受けたと感じたことはまったくなかったと言えば嘘になるが、それでも直接的な攻撃を、それも公然と受けたのは初めてだった。精神科医である以前に、ひとりの人間として傷ついたが、自分の感情はひとまずおいて、問診を終わらせた。

実は、それより驚いたのはその後のことだった。私はこの件に関して、チームミーティングか個人的にか、教授から何か一言あるのではと思っていた。一緒に回診した教授は、見た目は冷たく見えても思慮深く、研修医の面倒をよく見てくれる人だったため、より期待が大きかったのかもしれない。しかし、回診はふだん通りに続き、その日は何事もなかったかのように終わった。

＊

翌日、少し気落ちしていた私に、研修医2年目のマイケルが話しかけてきた。彼はわりあい童顔なので、初めは大学を卒業したばかりだと思っていた。ところが彼はなんと30代後半で、10年にわたり社会福祉士として働いてから医者になった遅咲き研修医だった。巨体にやんちゃな笑顔を浮かべるマイケルは、アメリカの病院に慣れない移民医師の私にとって大きな支えだった。彼は患者を診る方法からカルテの書き方まで、噛んで含めるように説明してくれた上に、私が困っているときはサッとそばに来て慰めてくれた。

勤務が終わってふたりきりになると、マイケルがさりげなく「昨日は大丈夫だったか」と尋ねてきた。もっと早く〝例の事件〟について私と話をしたかったのだが、時間がなくて申し訳ない、とまで付け加えた。続けてこう聞いてきた。「昨日、どうして誰もあの件について話さなかったんだと思う?」マイケルは先輩というより、友達だった。だから、私は思うままを気楽に話した。

「ああいう目に遭ったことがないだろうから、わからないんじゃないか?」

教授に思いやりがないとか、悪い人だからではなく、人は自分が経験したことしかわからないという、私の確信から出た言葉だった。アメリカで白人男性として生まれ、ずっとエリートコースを歩んできた人に、人種差別を受けた経験があるはずない。きっとその教授は、私の傷の深さを想像さえできないのだろう。マイケルはうなずいた。「研修医をしながら多くのことを学ぶだろうけど、結局君が受け入れるべきことは、〝人間は完璧ではない〟という事実だ。君の言う通り、教授は君がどれほど傷ついたかわからなかった可能性が大きいね。たとえわかったとしても、どう慰めの言葉をかければいいかがわからなかっただろう。それを理解しないといけない。僕は去年、勤務1年目で患者から『ニガー』*と言われたことが2回もある。そのとき、家に帰ってからどれだけ泣いたことか。僕が教授だったら、回診が終わってすぐ、『大丈夫か』と聞いただろう。患者からあんなことを言われるのが、どんなにつらいか知っているから。そうやってつらい思いをしたとき、誰かが『大丈夫か』と聞いてくれたら、どれほどありがたいかもね。でもだからこそ僕は、君がよい精神科医になれると思っているよ。他人に理解できない、社会的弱者としての患者の心まで理解できるだろうから」

＊　黒人をさげすんで呼ぶ俗語。

その日マイケルと話していなかったら、その事件はいつまでもトラウマとして残っていたかもしれない。だが、彼が私の話を快く聞いてくれて、自分の経験を元に痛みに共感してくれたおかげで、私は立ち直ることができた。来談者《クライエント》中心療法〔パーソンセンタード・アプローチとも言われる〕の父である心理学者カール・ロジャースは、自分の気持ちに心から共感してくれるカウンセラーに出会えた人は、自分の世界を完全に新しい目で見つめ直すことができ、それを原動力に前進する力を得ると言った。私にとって、マイケルとの会話がまさにそれだった。1年後には、私もマイケルのような立派な先輩になれるだろうか。いつしか彼は、私が目指したい精神科医・カウンセラーのロールモデルとなった。

*

私の最初の患者とは逆の理由で、すぐ親しくなれた患者もいた。その患者はアフリカ出身の移民の息子で、慢性のうつ病と薬物依存症を患っており、原因不明の身体症状を訴えていた。彼は病棟の困り者扱いされており、他の患者と口論になったり医療チームと衝突したりすることも多かった。しかし、白人ばかりの病棟でマイノリティである彼が抱くであろう感情を、私は少しは汲み取ることができた。きっと彼も、白人が多数の医療チームのなかで目立つ存在だった私を見て、似たことを思ったのだろう。

ある日、仕事が引ける頃、彼を訪ねた。すると彼は、移民だった親の話と彼自身が受けた差別的な出来事について、私に打ち明けてくれた。私の方からも、同じ移民の立場から多少なりともその思いは共有できる、といった趣旨の言葉をかけた。

その日以来、彼の態度がガラッと変わった。私が彼を診ていた最後の1週間、彼は病棟のトラブルメーカーだった過去とは打って変わって、模範患者に選ばれて週末に少し外出できる機会まで得られた。これはマイケルが笑いながら教えてくれた話だが、私が回診に行けなかった日、彼は医師の問診を拒否したという。私以外の者では彼を理解できないと言って、チーム全員を病室から追い出したそうだ。

「君がその場にいたら、相当な自信になったはずだが、惜しかったな。ハハハ」

急性期病棟勤務の最終日、お別れのあいさつに行くと、その患者は残念そうな表情を浮かべながら、「先生と一緒の時間は、気持ちが楽でした。先生がいなくなるのはつらいです」と言ってくれた。私も、彼が新しい人生を歩むのを心から願っていると伝え、退院後も治療に専念して麻薬に手を出さないようにと付け加えた。「自信はないけれど、頑張ります」と言って、彼は笑った。私との共通点がひとつもなさそうだったのに、ふたりとも人種的マイノリティだという理由だけで、彼はここまで私に心を開いてくれたのだ。私もまた、同じ経験をしたという理由から、マイケルに心を開くことができたのだった。私の頭のなかには、自然とこのような疑問が浮かんだ。

――自分と何の共通点もない人に、共感することは可能なのだろうか？

生まれて以来、同一人種が大多数を占める場所で、そして社会の価値観が比較的一様な場所で生きてきた私が、30歳を過ぎてアメリカに渡って最初に学んだことは、「驚いても、平気なふりをする方法」だった。例えば、ハーバード大学で公衆衛生の修士課程で学んでいた頃、トランスジェンダーなども利用しやすいオールジェンダートイレを初めて見たときであるとか、研修医の歓迎会で男性の教授から夫を紹介されたときとか。私は初めて出くわした状況で、驚いていないふりをしながら、自然に対処するよう最善を尽くした。韓国で「あいつ、ゲイなんじゃないか?」と陰口を言う文化に慣れっこになっていた私にとって、医師仲間のカミングアウトはかなりの衝撃だった。

その一方で、私はかれらに不思議な連帯感を抱いていた。例を挙げると、ゲイである中年の白人教授が、患者の人種差別的発言で傷ついていた私に、同性愛者を侮辱する言葉を発した患者の話を聞かせてくれたのだが、そのときふと「この人なら私のことを理解してくれるかもしれない」と思ったのだった。

そうしてみると、自分と似たようなバックグラウンドや立場にいる人に共感することは、一番簡単なレベルの共感なのかもしれない。一方、私の初めての患者が人種差別的な言葉で私を攻撃したときに黙認していた白人教授が、私の思いや、私に心を開いてくれた黒人患者の経験を理解することは、不可能に近いように思われた。

最後の片付けをし、荷物をまとめて病棟を後にした。閉鎖病棟の重い鉄の扉が大きな音を立てて閉じる瞬間、耳元で自分の声が聞こえた。

「かれらにはわからないさ。それがどんな気分かなんて」

誰にでも起こりうることだ

アメリカの精神科研修医は、1年目の6カ月間は内科、救急医学科、神経科などをローテーションする。救急医学科で患者を診るときは、精神科とは真逆のスタイルを取る。患者を比較的長期にわたって観察し、全体像を探っていくことが精神科診療の特徴ならば、救急医学科では最短の時間で問題のありかを特定し、局所的・直接的処置を施すことがより重要となる。

ＥＲは文字通り急を要する人が来る場所なので、精神科外来ではあまり見ない患者に出会うことがある。ひどい幻聴や妄想のある統合失調症患者、躁状態になって何日も眠れず、口にターボエンジンをつけているかのような勢いで話し続ける患者、深刻な自殺願望を抱えていたり自殺未遂で担ぎ込まれる患者……。さまざまな理由でＥＲを訪れる精神科患者は、救急医学科の医師たちにとって歓迎される存在ではない。ある救急医学科の教授は何度も病室を抜け出そうとする精神科患者のことを、まるで鬼教師が生徒を怒鳴りつけるように、大声で戒めたりもした。患者と医師との関係が比較的平等なアメリカで、そのような場面を初めて見たので、とても驚いた。

救急医学科での勤務が残すところ1週間になった日、自殺願望で訪れた患者を担当することになった。パソコンで電子カルテを開くと、顔写真にどこか見覚えがある。よくよく見ると、わずか2カ月前、やはりERで私が診療にあたった患者だった。元医学部教授だったその60代の患者は、深刻なうつ病とアルコール依存症を患っていた。医師として成功を収めた彼は、毎日の運動を欠かさず、心身ともに健康だった。ところが引退後、運動中に負傷してしまい、あれほど楽しみだった運動ができなくなったせいで、うつ症状が出るようになった。そのうち、アルコールでうつ症状を紛らわすようになった。私と初めて会った日、彼はその巨体に似合わず、おびえる子どものようにぶるぶる震えながら涙を流していた。40年近く彼に連れ添ってきた妻は、同じく医師だったが、信じられないほど落ち着いた態度でこれまでの状況を説明してくれた。その場面はあまりに印象深かったため、記憶にはっきり残っていた。

初診のために病室に入ると、漆黒のような悲しみが充満していた。患者が抱いている感情は、空気に乗ってそのまま精神科医に伝わってくる。回復に向かう強い意志を持つ患者に会った後は、医師も希望が膨らみ、絶望感にあふれる患者に会うと、深い悲しみを抱いて病室を後にする。そういうわけで、患者の診療時に医師が受ける感情は、患者の現在の感情を知るための羅針盤にもなる。

＊

彼はその日も身を震わせながら泣くばかりで、自分で自分の話ができないくらい不安がっていた。最初に会ったときと同様、隣で彼の妻がこの間《かん》の経過を細かく説明してくれた。彼は前回ERに来たとき、精神科病棟に数週間入院して治療を受け、症状は緩和したという。だが、治療を終えて帰宅するや否や、妻がしばし留守にしたあいだに不安に耐え切れなくなり、また酒を飲んでしまった。たちまち深刻な自殺願望にとらわれ、再びERに来たのだった。パソコンの前に座っていた救急医学科の教授とチーフレジデント〔若手指導医〕に、問診結果を報告した。

「60代の元医学部教授で、深刻なうつ病とアルコール依存症により自殺願望がひどくなり来院した」という内容だった。教授はモニターに目を向けたまま、たいしたことじゃないというように答えた。

「またアルコール依存症？　じゃあ、まずはデトックス病棟*に入れようか？」

私が、患者の状態から見て精神科に入院させる必要がありそうだと言うと、教授はあえてそこまでする必要があるのかとでも言いたげだった。

「わかった。まずは私が診てから、また考えましょう。チーフ、一緒に来て」

教授とチーフレジデントは「やっぱり医者を長くやってると、脳がやられるんですかね」「だから私は早期退職するつもりなの」などと軽口を叩きながら、患者のもとへと向かった。診察室に入ったふたりは、しばらく出てこなかった。多忙なERで、救急医学科の教授がひとりの患者に30分以上かけるのを見たのは、それが最初で最後だった。部屋を出てきたふたりのタフな女性の目には、涙が溜まっていた。ふたりは示し合わせたかのように、ゆっくり歩いてパソコンの前に座ると、しばらく黙ったままモニターを凝視していた。その思いもよらない姿を見て、とても何か言い出せる雰囲気ではなかった。そのときだった。涙ぐんだ目で、教授が言った。

「誰にでも起こりうることよ」

ふたりとも、かなりのショックを受けたようだ。自分たちと似たバックグラウンドを持つ、成功したエリートの白人医師が、うつ病とアルコール依存症で一瞬にして崩れていく――。その姿を目の当たりにして、精神疾患が「人ごと」ではないことを初めて実感したのだろう。一般病棟ではなくERでチャプレン**を呼ぶのを見たのも、それが初めてだった。第三者から見たら、心から患者に尽くす彼女たちの態度は微笑《ほほえ》ましく思えるかもしれない。しかし、私は精神科医として、この顚末《てんまつ》が何となく釈然としなかった。ERの医師たちの態度が、他の精神科患者に対するときとあまりに違っていたからだ。勤務時間が終わって帰宅する道すがら、さまざまな思いが脳裏を巡った。

*

――自分と何の共通点もない人に、共感することは可能だろうか？

＊ detoxification unit：薬物依存状態から抜け出すまで、依存症患者を臨時に治療する病棟。
＊＊ chaplain：末期がんの患者などのために宗教的ケアを行う聖職者。

娘が生まれてからというもの、私は自分の変化にしばしば驚くことがあった。自分が親になる前、私にとって小児患者の親は見えない存在だった。ところが親になってみると、入院している子どもに付き添う親の姿が見えるようになり、心配する親の気持ちがよくわかるようになった。病棟の廊下で、ストレッチャーで手術室に向かう子どもの患者の横を通り過ぎるときに、胸を痛めることもあった。親になる前は、飛行機の機内で泣く子どもを見て、〝フライト中、ずっと泣かれたらどうしよう〟と心配したが、子育てするようになってからは、子どもがどれほど緊張しているのか、一緒にいる親もどれだけ大変かを、まず考えるようになった。障害も同じではないだろうか。車椅子で生活したことがない人に、障害者を完全に理解することができるだろうか。老いてない人に、社会の視線から受ける老人の疎外感をどれほど理解できるだろうか。

あの日、病室のなかでどんなやりとりがあったのか、正確にはわからない。恐らく私がそうだったように、あのふたりも病室に入るや否や、漆黒のような悲しみに襲われたことだろう。そして、あまりに予想外の患者の姿に、ショックを受けたかもしれない。ひょっとしたら、付き添っていた医師の妻の方に、より共感した可能性もある。

そのために、その日の出会いが、彼女たちにより大きな悲しみを与えたのだろうか。

先にも述べたように、誰しも自分とまったく異なるバックグラウンドを持つ人よりは、類似点の多い人に共感しやすいものだ。共感とは、相手の内面の深いところまで、正確に理解しようとする意志を必要とするからだ。ERの医師たちは、その患者とよく似たバックグラウンドを持っていたため、自然と彼の状況が理解しやすかったのかもしれない。同じアルコール依存症でも、ホームレスの患者に向ける視線（「だらしないから自己管理もできずアルコール依存になったのではないか？」）と、元医師の患者が酒で自らをなだめるようになった事情に対する視線（「あまりに大変な経験をしたためにアルコールに依存するようになったのではないか？」）は、確実に違うだろう。

そのギャップを埋め、例えばアルコール依存症のホームレスの人が病床にあっても、元医師の患者を診るのと同じように共感するには、どうすればいいのだろうか。はじめの一歩を踏み出したばかりの駆け出しの精神科医にとって、そのギャップは限りなく深く、広いように思われた。

彼女の靴を履いて歩く

精神科の研修医になって3、4年目、私が最も長く時間を共にした患者は、南米出身の40代前半の女性だった。私たちは毎週1時間ずつ顔を合わせ、心理療法と薬物療法を並行して行った。彼女は2年前、友達に会いにいく途中で不慮の交通事故に遭い、足をひどく骨折して入院した。足のギプスのせいでしばらく仕事ができなくなると、彼女の預金通帳の残高はどんどん減っていった。極度のストレスに悩まされながら毎日を過ごしていた彼女は、ある日、ふと自殺願望が頭に浮かんだことに恐怖を覚え、すぐさま精神科外来を訪れた。

治療を開始したばかりの頃、私はまるで大火事に立ち向かう消防士になったような気分だった。彼女がひとりでいるとき、もしものことが起きてしまわないかと心配で、外来受診のたびに入院を勧めようかと悩んだ。そうやって治療を進めるにつれ、自殺願望も落ち着いてきた頃、やっと彼女の生きざまについて話を聞くことができた。

＊

彼女はトランスジェンダーだった。10代の頃に初めて自分が女性であると認識し、それ以来その事実を疑ったことは一度もなかった。親にそのことを打ち明けた日、彼女は母親に手を引かれ、初めて精神科を訪れた。当然ながら、自分のアイデンティティについて彼女の考えが変わることはなく、20歳になってすぐ性別適合手術を受けた。こうして彼女は、生物学的に男性として生きてきた時間よりも長い時間を女性として生きてきた。父親は彼女がカミングアウトすると絶縁し、持病で世を去るまで会ってくれなかった。

父親には捨てられたが、その後の数年間、彼女は順調な人生を送ったように見えた。頑張って勉強してよい大学に入り、同じ学校に通っていたボーイフレンドと未来を約束した。婚約者は彼女がトランスジェンダーであることを知っており、誰よりも彼女を大切に愛してくれた。こうして幸せな日々を過ごしていたある日、青天の霹靂《へきれき》のようなことが起きた。婚約者から突然の別れを告げられたのだ。後になって、彼女がトランスジェンダーだという話を聞いた彼の母親が、婚約破棄を強要したという事実を知った。それ以来、彼女は繰り返し襲ってくるうつ病と自殺願望と闘いながら生きてきた。

精神科の治療を受けながら何とか大学は卒業したものの、男性の身分証を持つ彼女を受け入れてくれる会社はなかった。父親が急死してから家計は厳しくなり、長女である彼女は、残された母親と幼いきょうだいを養わねばならなくなった。職を求めて偽造された女性の身分証を手に入れる過程で、あれほど苦労して得た大学の卒業証書まで捨てざるをえなかった（彼女がもといた国では、幼くして死亡したが死亡届を出していない子どもの戸籍を闇市場で買うことができたそうだ）。そうして彼女は完全に他の名前を持つ法的な女性になったが、生活はどんどん厳しくなった。大学卒業はおろか、高校卒業も証明できなかったため、最低賃金の仕事に就くことも難しかった。

結局、彼女は故国を去り、アメリカンドリームを夢見て渡米したが、それからも人生は大きく変わらなかった。昼はレストランのウェイトレス、夜はコールセンターの仕事と、昼夜を問わず働いたが、国にいる家族に生活費ときょうだいの学費を送金すると、残ったお金で食べていくのもやっとだった。そうやって毎日を耐えてきた彼女に、母親が大病を患ったという知らせが届いた。巨額の手術費が必要だと聞いた彼女は、何がなんでも避けてきた道に足を踏み入れてしまった。マンハッタンのセックスワーカーになったのである。

*

いつだったか、彼女にどんな未来を夢見ているのか、ふと聞いてみたことがある。彼女はこう答えた。

「先生、私は1年後に自分が生きているのかどうかもわかりません。思えば、10代の頃からそうでした。私はそうやって遠い未来を目指しながら生きたことがないのです」

彼女の治療は、ときに手に負えないほど大変で、しばしば自分の限界を感じさせられたものだ。私がどんな薬を処方しても彼女のうつを改善できないようで挫折を味わい、私の施すどんな心理療法も彼女の深い悲しみを癒せないという事実がつらかった。そのたびに、精神科医として彼女のためにできる最善の道は、彼女の話を偏見なしに聞くことだけだと言い聞かせた。

彼女は文字通りの模範患者だった。一度も診療に遅刻したりキャンセルしたりすることなく、本人が味わった感情と症状をこまめに記録し、きちんと説明してくれた。症状が改善しないのに、彼女はそんなふうに治療に熱心だった。その理由が何なのか不思議に思っていた私に、ある教授がこう説明した。

「この診療室から一歩でも外に出たら、彼女の話を何の偏見も持たずに聞いてくれる人がいるだろうか？」

その言葉を聞いた私は、自らに問いかけた。

――この診療室から一歩でも外に出たら、私は彼女を偏見なしに見ることができるだろうか。

私はフィンセント・ファン・ゴッホの《靴》の絵が好きだ。「他人の靴を履いて歩いてみろ（Walk a mile in one's shoes）」という格言を思い出させるからだ。もちろん、誰も（すべての）他人の靴を履いて歩くことはできない。だからこそ、この文句は私にとって、他人の経験や観点、人生をむやみに裁断してはならない、という警句のように聞こえる。

*

一般的にうつ病の患者は、しばしば過去の「選択」を振り返る。例えば、特定の進路を選択した後で物事がうまくいかなかったとか、誰かと会ったことで人生が不幸になったなどと考え、他の選択をしていれば違った現在を過ごしていたのではないかと、繰り返し思考を巡らせるのだ。慢性うつ病〔現在の正式な診断名は持続性抑うつ症〕の彼女も、「あの日、友達との約束を入れなかったら足を骨折しなかったのに」「アメリカに来なければ、もっと幸せだったろうに」と、過ぎ去った人生を思い悩んでいた。ならば、彼女はそうやって過去を振り返り続けて、すべての不幸が性別適合手術から始まったと思ったことはあるだろうか。手術を受けなければ名門大学出の男性として、就職もうまくいっただろうし、他人がうらやむような順風満帆な人生を送れたかもしれないのに——。トランスジェンダーだからという理由で父親に捨てられることもなかっただろうし、婚約者から婚約破棄されることも、苦労して手にした大学の卒業証書を失った後、性を売って日陰暮らしをすることもなかったはずだ。しかし、少なくとも私は、彼女が性別移行したことを後悔するような姿を一度も見たことはない。彼女にとって、女性として生きるのか、男性として生きるのかは、はなから選択の問題ではなかったのだ。

1990年代においても、アメリカ精神医学会が発行する『精神疾患の診断・統計マニュアル』（DSM）には、「性心理障害」「性同一性障害」という診断名が含まれていた。[16・17] トランスジェンダーであることを治療が必要な精神「疾患」と見なしていたのである。21世紀になり、これはDSM－5で「性別違和」という名称に変更された。[16] 「性別違和」とは、自身の「生物学的な性（出生時に割り当てられた性）」と「ジェンダー・アイデンティティ」の不一致によるストレスが日常生活に支障をきたす「現象」を意味する。これはトランスジェンダーであることが疾患ではないことを明確に規定する表現である点で、大きな意義を持つ。[16]

ここまできたら、いっそDSM－5から「性別違和」という診断名自体を完全に削除した方がいいのではと思う人もいるだろう。しかし、必ずしもそうならない理由は、DSM－5に「性別違和」と明示することで、これにより苦しんでいる人々の医療アクセス権を保証することになるからである。[17]

研修医を卒業すると同時に、私と彼女との同行の旅も終わった。彼女と長く付き合うなかで、彼女を偏見なく見ようと努力はした。だが、かなりの年月がたったいまも、そしてこの先さらに歳月が流れても、私は彼女の人生を完全には理解できないだろう。ただ、ときに彼女を思い出しては、彼女の幸せを切に願うばかりだ。

共感と同情、そのあいだのどこか

うら寂しいベルビュー病院の精神科ERを、数カ月に一度の割合で訪れる中年の白人女性がいた。ホームレスが多いベルビュー病院で、彼女の存在は常に目を引いていたが、それは小綺麗な服装のせいだけではなかった。彼女の隣にはいつも180cmほどの体格のよい10代の少年がいた。その少年は高いトーンの声で、独り言を言っていた。

「先生、ジェイコブがまた幻聴が聞こえるそうなんです。その声が何か命令するようなんですが、私には詳しく教えてくれないんです」

彼女が初めてベルビュー病院の精神科ERを訪れたのは2年ほど前だったが、そのときもジェイコブが急に幻聴が聞こえたということで、助けを求めてきた。ジェイコブは未成年者だったが、成長が早かったため小児病棟ではなく成人病棟に入院した。

そして精神科の専門医たちの見立ては、幻聴が聞こえると言えるだけの根拠が存在しないというもので、薬は処方せずに数日間の入院の後に退院した。

その後も、ジェイコブは3カ月に一度は母親に連れられてベルビュー病院の精神科ERを訪れた。理由はいつも同じだった。「うちの息子は幻聴が聞こえるようだから、入院させてほしい」。母親はいつしかベルビュー病院の精神科医師たちにとって、おなじみの保護者になっていた。

ERで診察した後、ジェイコブはいつも成人病棟に入院し、そこでこれという治療も受けずに2、3日ほど過ごしては退院するということを繰り返した。ジェイコブは重度の自閉スペクトラム症患者だった。自閉スペクトラム症は症状が広範にわたるため、軽度の患者は特に問題なく生活ができる反面、重度の自閉を持つ者は日常生活を送ることが非常に大変なケースもある。

ジェイコブを診察した医師たちの所見は少しずつ違ったが、精神科に入院するほどではないという点は一致していた。それでもジェイコブを入院させたのは、皆が母親の心情にある程度の同情を寄せ、不憫《ふびん》に思ったからだ。誰も口にはしなかったが、その日その日を生き延びるために働くニューヨークのシングルマザーとして、彼女が受けるであろうストレスがいかに大きいか容易に想像できた。「さぞかし大変だろう」と、内心で思っていたことだろう。自閉スペクトラム症に特効薬はない。ひょっとすると、つらそうな親の力になれない医師としての無力感も、ジェイコブの入院に影響していたかもしれない。

ジェイコブの母親はERに来るたび、とても疲れた様子だった。息子の短い入院中も毎日のように病棟を訪れ、やつれて切羽詰まったような顔で、仕事帰りに買った食べ物を差し入れた。そして退院する頃になると、少しは充電できた様子でジェイコブを迎えにきた。

＊

研修医になって2年目、ベルビュー病院の病棟で働いていた頃、私はふたりの教授とそれぞれ別の時期にジェイコブの主治医となった。ひとり目の教授は、ふたりの子を持つ母親だった。彼女はジェイコブが入院するたび、大きなため息をついた。

「あれだけERの担当者に入院させないでって頼んだのに。案の定、前は3、4カ月に一度の入院だったのが、今回はまだ2カ月しかたってないわ。母親の誤った行動を許しているから、それが彼の来院を煽《あお》っているのよ」

彼女はジェイコブとふたりきりで話したことはなかった。主治医である私が面接後に報告すると、いつもジェイコブを退院させようとした。

「ほらね、やっぱり幻聴はないのよ。薬を使う必要もない。明日すぐに退院の準備をしましょう」

彼女は、ジェイコブの母親の気持ちはわかると言っていた。自分も子育てをしてきたから、その大変さは想像がつくとも。しかし、精神科医としては、同情だけで患者の入院を決めるべきではないと付け加えた。それを聞いたとき、客観的には間違ったことではないと、私も思った。

ベルビュー病院の急性期病棟での勤務の最終週、ジェイコブがまた入院してきた。今回は他の教授と共にジェイコブの治療を担当した。多くの研修医から尊敬されていた彼は、自分が同性愛者であることをカミングアウトしている男性教授だった。

彼がジェイコブの治療を担当したのはこれが初めてだったが、ジェイコブは病棟でも有名な患者だったため、それまでの状況は熟知していた。彼はジェイコブが入院するや、家族ミーティングを設けるよう私に指示した。ジェイコブの母親に電話で尋ねると、仕事の後だと午後5時以降になるという。勤務時間外だったが、教授は二つ返事でスケジュールを押さえてくれた。

家族ミーティングの日、ジェイコブの母親がやや緊張した面持《おもも》ちで病棟にやってきた。仕事帰りのためか、少し疲れているようにも見えた。通常、家族ミーティングは主治医である研修医が進行し、教授は見守り役に回る。私は母親に対して、ジェイコブの病院での様子や治療法の変更について簡単に説明してから、少し息を整えた。実はミーティングの前から、言いたいことを胸のなかに抱えていたのだが、言ってもいいのかどうか迷っていた。

「私にも1歳の子がいますから、お母さんの大変さも少しはわかるつもりです」

私がそれを言うことで、ジェイコブの母親の役に立つのか、むしろ害になるのか、判断がつかなかったというのが正直なところだ。私の進行がもどかしかったのか、それまで黙って様子を見ていた教授が口を開いた。

「お母さん、私には子どもがいません。夫と相談して養子をもらおうかと考えたこともありますが、勇気が出なくて諦めました。だから子育ての経験がなくて、お母さんのお気持ちがよくわかりません。でも、教えてほしいんです。学びたいんです。ジェイコブをどう育ててきたのか、お聞かせいただけますか」

*

一瞬、静寂が流れた。予想外の質問に、母親は驚いたようだった。いや、少なくとも私はとても驚いた。

「そんなことを聞いてくれたお医者さんは初めてです。ちょっと話が長くなりそうですが……」

そして彼女は、過去のことを洗いざらい話してくれた。ジェイコブがこの世に誕生したときの感激と喜びを。自分の子どもが他の子と少し違うと思うようになったきっかけを。息子が自閉症の診断を受けてから去っていった夫のことと、毎日を食いつなぐために働き、自閉症の息子を育てる生活の苦労を。感極まって泣き出してもおかしくないほど悲しい話だったが、彼女はあまりにも冷静に話を続けた。涙があふれそうだったのは、私の方だった。

教授は面接を続け、ふたりは会話に没頭していた。彼はベテランの精神科医らしく、目の前に座った母親のいまの状況についても気を遣った。1時間近くたった頃、彼がこう言った。

「お母さん、今日はお忙しいところ、お時間をいただき本当にありがとうございました。お話ししていただいたおかげで、ジェイコブがどんな子なのかよくわかりました。あさってには退院できると思います。それと、ひとつ私から、お節介なアドバイスをさしあげてもよろしいでしょうか」

母親がうなずくと、彼はポケットからゴソゴソと何かを取り出し、彼女に差し出した。自閉症児の親の会に関する情報誌だった。それから名刺を渡しながらここに連絡してみるよう伝え、ベルビュー外来クリニックを勧めるとも付け加えた。母親は最後まで泣かなかった。短い感謝の言葉を告げて、後ろを振り向くこともなく部屋を出ていった。

それまでの私は、「人間は自分が経験した範囲内でしか共感できない」と固く信じていた。急性期病棟で私のことを嫌っていた入院患者は、私と同じような経験をしたことがないから私を理解できないのだ、だから私たちはずっと平行線でありつづけるしかないのだと、そう思っていた。私にすぐ心を開いてくれた人種的マイノリティの患者は、私と似た経験があったから、彼が私を、私が彼を理解できるのだと思っていた。この偏見はER勤務のとき、相手を選んで共感する救急医学科の医師たちを見て、より確固たるものになった。ところが、その日の面接を見て、私は共感というものが自分の経験値と関係ないものなのかもしれないと悟ったのだ。

*

英語で同情(sympathy)と共感(empathy)はとても似た単語に見えるが、語源をたどると大きな違いがある。同情は、ギリシャ語の「sun(「共に」の意味)」と「pathos(快楽や苦痛をともなう一時的な感情状態)」を合わせたものに由来する。つまり同情とは、ある人の外側から、その人の苦痛を共に感じて理解するという意味である。ところが共感は、ギリシャ語の「em(「中」の意味)」と「pathos」を合わせた言葉で、他人の心のなかに入り込み、その人の皮をかぶったように内側から理解するという意味だ。

同情は、苦痛を味わう主体の痛みを理解しているように見えるが、同時に徹底的に他者化している。苦痛を味わっている人を憐《あわ》れみながらも、その痛みに介入することはない。つまり同情は、自分と苦痛を感じる主体との関係が断ち切られている。一方、共感は、苦痛を感じる人の立場から世界を見つめ、考えることだ[18]。その人の靴を履いて歩いた人は、他人の苦痛を身をもって体験し、感じることで、初めてその苦痛の意味を完全に理解し、軽減することができる。心からの共感は、他人の苦痛を実際に軽くすることができるのだ。心理療法において、最も大きな治療効果を示すのは、まさに治療者の共感能力なのだ[19]。

ジェイコブの治療を担当した1人目の教授は、ジェイコブの母親に対して同情の気持ちを持っていた。彼女は母親を気の毒に思い、子育ての経験のある母親として、彼女の苦痛を理解した。2人目の教授は自身の経験とは関係なく、ジェイコブの母親の経験を聞こうとした。彼には子育ての経験はなかったが、母親の話に心からの関心を示し、積極的に耳を傾けながら彼女に共感した。彼女の靴を履いて歩こうと努力したのだ。その日、私は初めて気づくことができた。同じ経験をしたことがなくても、共感はできるということを。

私がジェイコブの母親を見る視線は、同情だっただろうか、共感だっただろうか。

はっきりわからないが、きっと「そのふたつのあいだのどこか」というのが正確な答えだろう。

その日以来、ジェイコブは私が卒業するまでベルビュー病院の精神科ERには来なかった。私たちは皆、ジェイコブの母親には休憩が必要なのだと勘違いしていたが、本当に必要だったのは心から共感してくれる、ただひとりの気持ちだったのではないだろうか。

共感を超え、苦痛を分かち合うこと

1970年代のある日、ニューヨークのある法律事務所に、スティーブンと名乗る20代の男性が訪れた。小柄な女性弁護士の前に座った彼は、慎重に話を切り出した。

「数カ月前、妻が息子を出産したんです。私も妻も待ち望んでいた子でした」

それから彼は悲しい表情で話した。

「しかし、妻は出産中に塞栓症《そくせん》*で亡くなりました」

いきなりシングルファーザーになったスティーブンは、育児のために勤務時間を削らざるをえなかった。息子との時間を作るためにパートタイムで働く決心をした彼に、自動的に経済的負担がのしかかった。スティーブンの妻は教師だったが、生前はステ

* 血栓などで血管がふさがれ、血流が遮断されて生じる循環障害。

ィーブンよりも年収が高かった。彼はふと、妻が死去するまでの7年間、年金の掛け金を最大限まで納めていたことを思い出した。彼は、夫を亡くした女性に与えられる社会保障制度があることを知り、それに申請した。しかし返ってきたのは、「妻を亡くした男性には、本制度は適用されない」という通知だった。

彼の向かい側に座っていた弁護士はアメリカ自由人権協会（ACLU）*と協力して、スティーブンをはじめ、彼と同じく妻に先立たれた男性たちの権利のために戦い、最高裁は最終的にその主張を認めた。当時、最高裁で最も保守的な判事も判決に賛成したが、その論拠は「母親を亡くした子も、父親を亡くした子と同等な経済的恩恵を受ける権利がある」というものだった。

*

その判決を引き出した女性弁護士は、2020年に87歳で世を去ったルース・ベイダー・ギンズバーグ元最高裁判事である。ギンズバーグがハーバード大学ロースクールに入学した当時、全学生550人のうち女性はわずか9人しかいなかった。ロースクールの先輩だった夫が卒業後にニューヨークで就職すると、彼女もニューヨークのコロンビア大学ロースクールに移り、その1年後に首席で卒業した。アメリカを代表するロースクールを首席で卒業したにもかかわらず、彼女はローファームからことごとく採用を断られた。表立って女性弁護士の採用を拒絶するほど、性差別が横行していた時代だった。

ローファームへの就職が無理だとわかると、彼女は学問の世界へと方向転換し、法学者、人権弁護士、裁判官を経て、女性としてアメリカ史上2人目の連邦最高裁判事になった。彼女は女性の権利向上に貢献したことで広く知られているが、先のスティーブンの話からもわかるように、彼女が目指した平等は男女双方に同じように適用されるものだった。言い換えれば、彼女は女性の権利のために闘うと同時に、誰しもがジェンダー・ステレオタイプのせいで差別されないように立ち向かったのである。

しばしば、女性差別は女性にだけ悪影響を与えると見られがちだ。しかし、実際には先ほどの例のように、誰にでもマイナスの影響を及ぼす。女性を差別することが男

＊　1920年に設立されたアメリカ最大の人権擁護団体。

性に対して、男性を差別することが女性に対して、ドミノのように悪影響を与え合うのだ。名門ロースクールを首席で卒業しても就職できなかった娘を見て、父親は彼女が幼かった頃に「お前は何にでもなれる」と励まし応援した自分を恨めしく思ったかもしれない。

精神力動論のなかの「分裂」という防衛機制は、世界を白黒に二分して考えるものだ。認知心理学では、これを白黒思考とか二分法的思考と呼ぶ。二分法的思考は、複雑な状況をシンプルに整理してくれるが、整理する以外の役割はない。自分か他人か、敵か味方か、一《いち》か八《ばち》か、という思考方法には、中間地点や共生、共存の余地がない。自分と違う人を排除し、相手の権利を認めることが自分の権利を奪われることにつながると考えるような社会、つまり分裂した社会は、誰もが不幸になるだけだ。

どうして社会が分裂するのだろうか。その原因はさまざまだろうが、私たちが他人への共感能力を失ってしまったからだと考える。いや、ひょっとすると、共感することを学んだこともなく、学ぶ機会も失われつつあるからかもしれない。ある研究結果によれば、アメリカの大学生の平均的な共感能力は、30年前に比べて40%近くも減少したという[20]。

ギンズバーグ最高裁判事は「アメリカに性差別は存在しない」と考えていた男性判事らを説得するとき、こう話した。
「あなたの娘や孫娘がどんな世界で暮らしてほしいか、考えてみてください」

*

共感能力は生まれつきの特性だと思われがちだ。私もそうだった。しかし、精神科医として訓練を積むなかで、共感能力も学習と意志と努力によって発達させることが可能なのだと痛感した。精神科医として働き始めた6年前に比べて、私は自分とまったく異なるバックグラウンドを持つ患者に対しても、より高いレベルで共感することができるようになった。それは私の生まれつきの能力のおかげではなく、何度も患者に会い、共感するために努力を重ねた結果である。実際、共感について研究している学者らは多くの研究を通じて、共感能力が学習可能な領域であることを明らかにしてきた[21]。共感の専門家である臨床心理学者ウィリアム・ミラー博士は『傾聴――共感的理解の技術』で、共感の条件として次の3点を挙げている[22]。

1．他者の目で世界を見ることが、価値のあることだと知ること。2．自分のことだけに関心を集中しないように気を付けること。共感とは、他者を理解するために自己中心的な世界から一歩踏み出すこと、つまり自分のスイッチをしばし切ることだ。共感は、そうやって他者に心からの関心と好奇心を向けることから始まる。3．特に自分と大きく違う相手であるほど、そこから学ぶものが多いものだと知ること。自分との差異を尊重し、価値あるものとして見る過程が、まさに共感なのだ。

共感の根底には、高レベルのコンパッション（compassion）*が存在する。これは、他者への単なる関心や好奇心以上の価値であり、相手に幸せになってもらいたいという心からの願いと献身からなる。他者の苦痛をより深く理解すればするほど、その苦痛を減らしてあげたくなるだろう。また、人の言葉にじっくり耳を傾ければ傾けるほど、人間はそれぞれ見かけは違っていても、実は非常に似ており密接なつながりがあることに気づくだろう。

ギンズバーグ判事が伝えようとした価値は、つまりは失われた共感を回復し、さらには他者の苦痛を共に分かち合おうということではなかろうか。誰かの権利を守ることは、自分の権利を侵《おか》されることではないと伝えたかったのではなかろうか。ギンズバーグ判事は彼女の人生を通して、私たちにその命題を受け入れ実践する潜在力があることを証明したのだ。彼女の人生に応えることは、そう難しくはない。他者に共感するために意識的に努力すること、それが彼女の遺志に応える唯一の道だろう。

＊　「思いやり」とか「同情」と訳されるが、単なる同情を超えて「苦痛を共に分かち合うこと」に近い意味である。

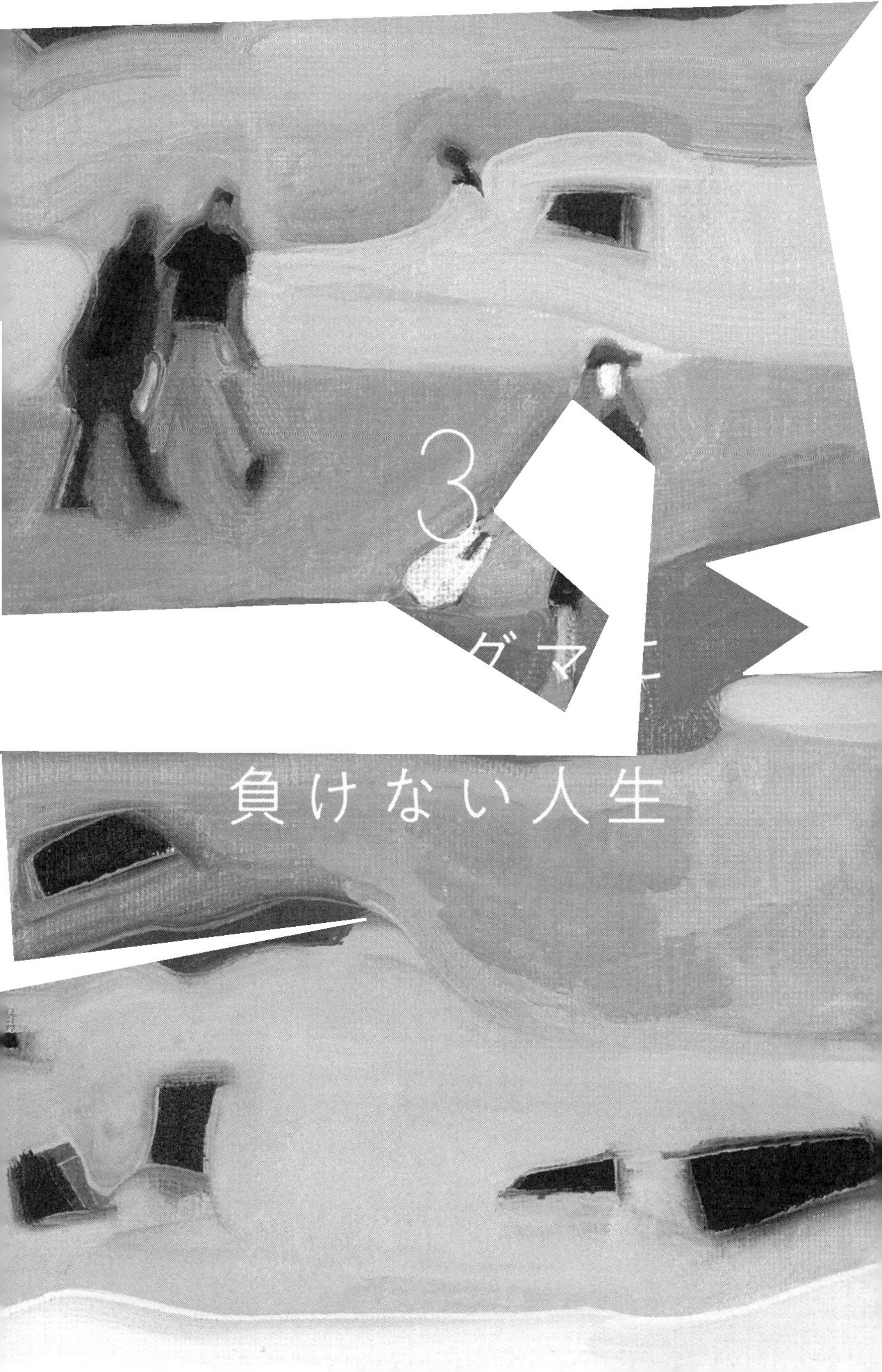
3
グマ
負けない人生

研修医の先生がいいです

「私、研修医の先生がいいです」

　初めての外来診療のとき、向かい合わせに座るやいなや、セリーは天真爛漫な声で私にそう言った。病院によって多少の違いはあるだろうが、アメリカでは多くの場合、研修医教育のためのレジデントクリニックと、専門医が診療にあたるクリニックとが別々に運営されている。セリーは10年以上、うちのレジデントクリニックで治療を受けてきた患者である。彼女がレジデントクリニックを気に入っていたのは、研修医の方が自分の話をよく聞いてくれると思っていたからだ。

　セリーは20代初めに統合失調症を発症し、幻聴と妄想によって40代になるまでベルビュー病院に数十回も入退院を繰り返してきた。そんな彼女が15年前に退院したのを最後に、うちの外来クリニックに通うようになってからは、もう入院しなくても日常生活を送れるようになった。

彼女は毎日、朝起きると本を読み、近所を一回り散歩してから、ヒスパニック向け教会に行って、ホームレスに食事を配膳したり低所得者層の子どもたちに食料を配達するなどのボランティア活動をしていた。午後には、精神科患者のためのリハビリセンターに行って友達に会った後、近所のカフェにパート勤めしていた。セリーには数年前から付き合っていたサムという恋人がいたのだが、サムもまた統合失調症を患っていた。ふたりは仲睦まじく、セリーはサムを「ソウルメイト」と呼んでいた。1日の終わりにはサムと夜の散歩をするのが、彼女のルーティーンだった。

サリーは2年間、一度も診察の予約時間に遅刻したり、すっぽかしたりすることはなかった。そして診察室では常に日常の出来事をひとつ残らず詳しく教えてくれた。先に説明した通りの似たような毎日を過ごしていたが、彼女の話しぶりはいつも元気に満ちあふれ、聞いている私まで気分がよくなった。

彼女が処方されていた薬は、他の抗精神病薬に比べて徹底した体調管理が必要だったので、毎月面倒な血液検査をしなければいけなかった。それでも、診察を終えて出ていくときのセリーの後ろ姿はとても幸せそうで、彼女が去った後も診察室にはしばらく温かい空気が流れていた。私は彼女のことを、重度の慢性期統合失調症の患者であっても、うまく日常生活を過ごせることを示す模範的ケースだと考えていた。

＊

そんなふうに、いつも明るかった彼女も、怒りながら診察室に飛び込んでくることがあった。多くの場合、見知らぬ人から不当な扱いを受けたことで腹を立てていた。統合失調症と共に30年以上を生きてきた彼女の体には、病気を推測させる痕跡が多く残っていた。

まず、慢性期統合失調症の患者によく見られる遅延性ジスキニジア＊があった。けばけばしい服装をして、やや清潔感に欠けており、歯がところどころ抜けているのも、彼女が重度の精神疾患を患っていることを間接的に暗示していた。そんな彼女に対して、人びとは陰に陽に嫌悪感を示したり、のけ者扱いしたりしていた。

＊ tardive dyskinesia：抗精神病薬を長期に服用したときに見られる副作用のひとつで、自分の意思とは無関係に、唇をすぼめたり、舌を左右に動かしたりする動作を繰り返す症状。

重度の精神疾患を持つ人は、こうした偏見の視線や社会的スティグマを何度も経験するうち、そのスティグマを受け入れてしまうことがままある。これを内面化されたスティグマ（internalized stigma）、またはセルフスティグマ（self-stigma）と呼ぶ。精神疾患に対する大衆の偏見（例えば「精神科の患者は危険だ」など）を、自分でも無意識に信じ込んでしまうのである。

しかし、セリーには一度もこうしたことはなかった。彼女は、精神疾患を理由に自身を見下す人びとからの攻撃に臆することはなかった。入退院の経験や診断名を恥じることもなく、むしろ堂々と公開した。そして、何よりも自分自身を愛していた。そして自身を見下し嫌悪する社会のために活動することによって、嫌悪が彼女の人生を壊すことはできないのだと証明した。そんな彼女が、私には実に格好よく思えた。

*

2年の時が流れ、研修医からの卒業を控えたある日、受け持ちの患者を他の精神科医に引き継ぐときがきた。患者の希望や症状の重さに従って、後任の研修医に依頼するか、専門医のもとに送るべきかを決めるのだ。セリーの答えは予想できていたが、それでも改めて希望を尋ねてみた。彼女は、私たちが初めて会った日のように、明るく笑って言った。

「私、研修医の先生がいいです」

研修医の方がいいという患者は、セリーだけではなかった。退役軍人病院やニューヨーク大学病院でも、研修医の方がいいという患者によく出会った。セリーと同じく、自分の話をより長く聞いてくれるというのが理由だ。システム的に研修医の方が専門医より担当する患者が少ないため、相対的にひとりの患者に割ける時間と労力が多くなるからだ。

セリーと出会ってから2年たち、研修医卒業を前にした頃、ふと恥ずかしくなった。これまで私は、彼女の話をどこまで心から聞いていただろうか、と思ったからだ。彼女と初めて会った日、私への応援のように新鮮に響いたその言葉が、いまでは私の良心を鋭く突いてくる錐《きり》のように感じられた。

アメリカに渡る前、小劇場で行われたある中年歌手のコンサートを見にいった。その歌手は、ソウルの大きな室内体育館を何日か貸し切ってもチケットが売り切れるほどの歌手だったのだが、大学路《テハンノ》〔多くの劇場が集中し芸術の街として知られる。元々ソウル大学があったためこの名がある〕の小劇場で、百人ちょっとの観客と共に呼吸し、汗を流しながら心から楽しんでいたその姿に、強く胸を打たれた。私もその歌手のように年を取りたいと思った。専門医になっても、中年になっても、ひたすら患者の話に耳を傾け、誠意を持って接する精神科医として。

「私、研修医の先生がいいです」

　セリーは私を揺り起こすように、またこの言葉を口にした。彼女の天真爛漫な声は、「初心忘るべからず」という警告のようにも聞こえた。

「2年間、ありがとうございました。あなたと出会って、共に過ごせたことは幸運でした」

　私は心からそう答えた。

双極症は私の一部に過ぎない

ジェニファーは30代後半の女性。彼女が外来に来ると、いつも診察室は満員になった。というのも、6人の子の母親だった彼女は、診察のたびに2歳と4歳になる子と、時には5歳の子も一緒に連れてきていたからだ。10代の頃からうつ病を繰り返してきた彼女は、私に会う直前、初めて躁病エピソード*を経験した。

ある夜、ジェニファーは突然、思考がまるで「早送り」のように巡っていると感じた。それから1週間、彼女は睡眠もほとんど取らず、ターボエンジンでも取り付けたかのように、休む暇なく家事をした。話す速度もマシンガンのように早くなった。揚げ句の果てには自殺願望までほのめかす彼女を見て、状況の深刻さに気づいた夫が、

＊　躁病エピソードとは、気分が異常によくなって、過大・過敏な気分が続き、睡眠欲求が減り、口数が多くなる等の症候が一週間以上続く双極症の症状。

彼女を近所の精神科ERに連れていった。精神病棟に2週間入院して薬物療法を受けた結果、彼女の躁症状は緩和され、退院と同時に私の働くクリニックへと来ることになった。

慢性うつ病という診断名が双極症に変わったが、彼女のなかでは何の変化もなかった。しいて変わった点を挙げるならば、これからはうつ病の薬の代わりに、双極症の薬を服用するということだけだった。しかし、彼女に対する周囲の視線は違った。彼女との喧嘩が絶えなかった夫は、もうこれ以上は耐えられないと、自身の母親の家に転居してしまった。事実上、彼女から去ったようなものだ。そして彼女は、たちまちシングルマザーになった。成人になった長女が少し手伝ってはくれるが、基本的にひとりで子育てすることになったのだ。彼女が語る家庭状況はカオスそのものだった。独力で5人の幼子を育てる生活は、私には想像もできなかった。彼女はしばしば診療の予約時間に遅刻し、ときにはキャンセルすることもあった。

ある日、診察室でジェニファーが声を上げて泣き出した。

「先生、私、この病気になってから、人生がすっかり変わってしまった気がします。これまでは、たまにうつになるだけだと思っていたのに、いまではれっきとした『双極症』じゃないですか」

私は彼女に、双極症は糖尿病や高血圧のように、薬を飲んでいればコントロール可能な慢性疾患の一種だと説明した。そして、診断名は彼女の一部分に過ぎず、「双極症があなたを規定するわけではない」と付け加えた。彼女は黙って、ただ泣くばかりだった。

*

そんなある日のこと。ジェニファーはいつものように5分ほど遅れて診察室に入ってきて、しばらくじっと黙っていた。長い沈黙の末、彼女が口を開いた。

「先生、私、妊娠4カ月ですって」

私はあぜんとした。診察室に静寂が流れた。夫がほとんど家に帰らない状況で、彼女がまた妊娠するとは思いもしなかった。まだしもの幸いだったのは、妊娠可能年齢であることを考慮して、胎児に害のない薬を処方してきたことだ。

妊娠中は絶対に薬を断つべきだと誤解している人は多い。しかし、必ずしもそうではない。どの診療科であっても、医師は薬を処方する際、患者にとってのメリットとリスクを比べて決定を下す。つまり、薬で得られるメリット（治療や症状緩和などのポジティブな効果）がリスク（副作用などのネガティブな効果）より大きければ、薬を処方するのだ。

もちろん、妊婦が精神的な問題を抱えて診療を受ける場合は、状況がもっと複雑になる。薬が胎児に及ぼす直接的リスクと、薬を断ったときに患者の疾患が悪化することで胎児に及ぼすリスクの大きさを比べる必要があるからだ。

このとき、患者の症状や過去の病歴（薬を切って再発したことがあるか、再発した際に入院が必要になったか、自殺願望や自殺企図があったかなど）の深刻さが高まるほど、薬を断つことで胎児に悪影響を及ぼす可能性も高まる。

研修医生活の3年目、当直をしていたときに、集中治療室から精神病棟に移った患者がいた。その患者は双極症の病歴があったのだが、当時の外来担当の精神科医が彼女の妊娠の事実を知り、常用していた薬を急にやめさせたため、症状が悪化してしまった。結局、幻聴と妄想をともなう躁病エピソードの期間中に自殺を試みて、集中治療室に入院することとなったのだ。その患者は、危うく胎児を失うところだった。

ジェニファーにも同じようなことが起こるかもしれない。彼女の最初の躁病エピソードは、2週間も強制入院しなければならないほど深刻なものだった。そこで指導教授と私は相談の末、薬が胎児に及ぼすリスクよりも、薬を断つことで躁病エピソードが再発した場合のリスクの方が大きいと結論付けた。ところが、ジェニファーは妊娠の事実を知ってから程なくして外来診療に来なくなり、私たちが恐れていた2度目の躁病エピソードを発症してしまった。結局、ジェニファーは再び精神科病棟に2週間の入院をすることとなった。

*

退院後、ジェニファーは再びクリニックを訪れた。私は彼女に、この間に何があったのかを尋ねた。彼女はあまりに不安だったので、クリニックに内緒で服薬を何度か中断したのだそうだ。すると躁病エピソードが再発し、幻聴が聞こえるようになってしまった。その声はおなかの子に害を加えるよう命令し、恐ろしくなった彼女は自分の足でERに向かったのだった。

ところで、私たちが思っていたのとは違って、彼女が服薬を中止した理由は、胎児への悪影響を恐れたからではなかった。夫婦げんかのたび、ジェニファーは夫から「お前を精神科病院に閉じ込めてやる」「親権を奪ってやる」などと脅迫されていたため、彼女は自分の精神科入院歴と精神科の薬剤服用歴が、親権をめぐる紛争で不利に働くかもしれないと心配になったのだ。担当の社会福祉士と私は口をそろえて、精神病歴は彼女にとって不利にならず、むしろ病院で処方される薬をきちんと服用した方が有利になることを説明した。それ以来、ジェニファーは再びまめに外来診療に訪れ、妊娠中も薬を欠かさず飲むようになった。

数カ月後、ジェニファーは赤ちゃんを連れて診察室を訪れた。もちろん、他の3人の子どもも一緒に。彼女は赤ちゃんが夜泣きもせずによく寝ていること、そして長女が母親のように下の子たちの世話をしてくれていることを、明るい笑顔で報告してくれた。その頃は、みるみる成長していく彼女の子どもたちを見ることが、私にとってもひとつの幸せだった。しかし、その幸せは長くは続かなかった。コロナウイルスがニューヨークを襲ったため、彼女との最後の3カ月間は、対面治療から週1度の電話診療へと変更されたのだ。誰もが恐れる疫病を前にしても、彼女は子どもたちと共に、力強く毎日を生き抜いていた。

最終日、受話器の向こうの彼女は泣きじゃくっていた。電話診療の最後に彼女が言った言葉は、いまも鮮明に記憶している。

「精神科病棟に強制入院させられ双極症の診断を受けてから、すべてが変わってしまったと思っていました。夫は私を精神異常者扱いしたあげく、去っていきました。それでも先生と社会福祉士の方だけは、ありのままの私を見てくれました。双極症は私の一部分に過ぎず、私という人間を規定するものではないという言葉に救われました。これからも一生忘れないと思います」

大丈夫じゃなくても大丈夫

ベルビュー病院の精神科ERに、若い中国系の患者が家族に手を引かれてやってきた。一目《ひとめ》で重度の統合失調症であることがわかった。その患者は強烈な臭いを漂わせ、しきりに独り言を言っていた。数日、あるいは数週間も、風呂に入っていないのかもしれない。また、ときおり私たちには見えない何かを見ているかのように、手を振り回していた。中国語の通訳を連れてきていたが、問診はほとんど不可能だった。患者の両親にも話を聞いてみたが、どうにも要領を得ない。会話は空回りし、両親は質問に対してあいまいな答えを繰り返すばかりだった。

らちがあかないので、患者の兄に電話して聞いたところ、すでに何年も前から、幻聴や妄想をともなう統合失調症の症状を示していたことがわかった。症状が始まってから数年間は、患者をほとんど家から出さずに、両親が手厚く看病をしていたという。しかし、症状は徐々に悪化していった。見かねた患者の兄と姉は、精神科に連れていこうと懇々《こんこん》と説得したが、両親は最後まで反対した。そんなある日、患者が部屋の鍵をかけ、声を上げながら自傷行為を始めたので、両親はとうとう救急車を呼んだ。救急隊員がドアを壊して部屋に入ると、部屋のなかはゴミ屋敷と化していた。

「アジア系の患者が家族と共に精神科ERに来たら、私は必ず病棟に入院させることにしている。なぜなら、かれらはたいてい我慢に我慢を重ね、手に負えなくなるほど症状が悪化してからやっと病院に来るからだ」

ある中年の教授から聞いた言葉だ。議論の余地があると感じる人もいるだろうが、私は特に不愉快には思わなかった。特定の人種に対する偏見によるものというより、多くの患者を診てきた経験に基づいた発言だったからである。

実際、アメリカでは、アジア系アメリカ人がメンタルヘルス関連サービスを避ける傾向がある事実は、多くの研究によってよく知られている。ある統計によると、アメリカ人の約18％がメンタルヘルス・サービスを利用する一方、アジア系アメリカ人の利用率は8・6％と、半分にも満たない[23]。精神科の治療をためらうのは、言語や文化の壁の影響も確かにあるだろうが、何よりも精神疾患や精神科治療に対する根深いスティグマと偏見が最大の原因と言える。単純な一般化は禁物だが、アジア文化圏においては総じて、自分の感情やメンタルヘルスに関する話を率直に打ち明けることをタブー視する傾向がある。とりわけ、精神科で処方される薬を拒む傾向は強い。例えば、韓国でうつ病あるいは憂うつ感を抱く人の割合は、コロナ時代に36・8%まで跳ね上がったが、抗うつ薬の処方率は経済協力開発機構（OECD）の国々のうちでも最下位のレベルである。[24] これは文化的・制度的な要因もあるが、精神疾患や精神科治療に対するスティグマが最も根本的・直接的な原因となっている。[25]

*

もちろん、精神疾患に対するスティグマはアジア系だけの問題ではない。人種を問わず、多くのアメリカ人のなかにも偏見は存在する。アメリカ精神医学会によると、精神疾患を持つアメリカ人の半数以上が適切な治療を受けていないが、その最も大きい原因として、精神疾患や精神科治療に対する偏見、スティグマ、そして実際の差別などが挙げられている。

スティグマは大きく3種類に分けられる。ひとつ目は「社会的スティグマ」だ。精神疾患に向けられる否定的・差別的視線を意味する。ふたつ目は先に説明した「内面化されたスティグマ」または「セルフスティグマ」で、大衆の偏見や差別を繰り返し受けてきた人が自分の疾患を恥ずかしく思うなど、否定的な態度を身につけてしまうことを指す。最後に、「構造的スティグマ」がある。企業や政府など大きな組織における制度的差別を意味する。例えば、社員の採用で精神疾患を持つ人に不利益を与えたり、メンタルヘルス・サービスの予算を縮小したりすることなどが、これにあたる。

　精神疾患のスティグマで最も大きな問題となるのは、患者やその家族が治療を先延ばしにしたり、受診しなくなる点にある。そのため、患者は適切な治療のタイミングを逃してしまう。他の疾患と同様、精神疾患も早期に治療を受けることで、よりよい効果や予後が期待できる。逆に言えば、発病後に治療を受けないでいる期間が長くなればなるほど、薬への反応が鈍り、短期的・長期的な予後も悪くなる。[26] 精神科医やメンタルヘルス関係者の多くが、精神疾患やその治療に対するスティグマを解消しようと努めているが、その理由のひとつはここにある。

　ひとつポジティブな兆《きざ》しを挙げれば、私が初めてアメリカに来た7年前に比べると、精神疾患を見る人々の目や態度が少しずつ変わっている点だ。患者の方も、自分が感じた不快な感情やつらい経験を内に抱え込むのではなく、オープンに話すようになった。このような動きのきっかけになったのは、精神疾患の患者とその家族からなる市民団体だった。その後、過去に精神疾患を経験したり、いまも患っていたりする芸能人やスポーツ選手など著名人もこの動きに加わり、予想以上の波及効果が見られた。

*

マンハッタンの街を歩いていると、オリンピック23冠に輝いた水泳選手のマイケル・フェルプスの顔をあちこちで見ることができる。フェルプスと言って思い浮かべるのは、オリンピックでの力泳《りきえい》で金メダルを決め、雄叫《おたけ》びを上げる姿だろう。ところが、マンハッタンの屋外広告に登場する彼は、髭《ひげ》もじゃの顔にノーネクタイのスーツ姿で、「心理療法が私の人生を変えてくれました。あなたの助けにもなるでしょう」と言っている。フェルプスは精神疾患（うつ、不安、自殺願望）を広くカミングアウトした代表的な著名人でもある。ひどいうつに苦しんでいたとき、彼は部屋に鍵を掛け、何日も飲まず食わずで閉じこもっていた。彼の頭のなかは、たったひとつの考えに占められていた。

——もうこの世から消えてしまいたい。

自殺願望がひどくなると、彼は自分から精神科を訪れ、入院することを決めた。果てしなく落ち込んでいくばかりだった彼にとって、入院は人生のターニングポイントとなった。カウンセリングと精神科治療を通じて、初めて自らの気持ちを明かし、最もつらかった時期を何とか耐え抜くことができた。

その後、フェルプスは多くの講演、インタビュー、トークショーなどで、自身のうつ病について告白した。彼は胸を張って、こう述べる。水泳選手としてメダルを取ることよりも、うつ病をカミングアウトすることで人助けができたことの方が、より価値のあることだと。鉄人のようだった彼が、やつれた顔で淡々と自分の病を告白する姿を見たとき、私にはなぜか、オリンピックで世界新記録を打ち立てて雄叫びを上げる姿が重なって見えた。精神疾患のカミングアウトには、誰よりも速く水中をかき分けるチャンピオンの精神力に匹敵する勇気が必要だったのではないか。2018年にシカゴで開かれたケネディ・フォーラムで、フェルプスはこう語った。

「いまではわかります。『大丈夫じゃなくても大丈夫』ということを。もちろん、スティグマはまだ存在します。高い自殺率もそのせいです。精神疾患を明かすことを恐れてしまうから。ですが、少なくともいまは、少しずつでも精神疾患の存在を認め、それについて語る人が増えつつあります」

そしてこう付け加えた。

「あのとき、自ら命を絶たなくて、本当によかったと思っています」

依存症は意志の問題だろうか

「依存症の患者を見ると、無性に腹が立つんです。結局、〝意志〟の問題じゃないんですか？」

精神科の研修医になって1年目のこと、病棟に実習に来ていた精神科志望の医大生が、何気なくこう言った。それを聞いた瞬間、私は以前、40代の女性患者を問診したときのことを思い出した。

青少年期から十数年間もコカイン依存症を患い、危うく命を落とすところだった彼女は、人生をやり直そうと決意してニューヨークを後にした。引っ越した先で、彼女はコカインを断つために涙ぐましい努力をした。同様に薬物依存症だった婚約者との婚約を破棄し、薬物びたりだった幼なじみの多くとも縁を切った。薬物を断とうという一念から、生まれ故郷のニューヨークを離れ、知る人もいない見知らぬ町でのどん底からの再スタートだった。依存症治療のプログラムにも参加した。数年後、ひとりの男性と愛し合って家庭を築き、生活は徐々に安定してきているように見えた。そんな10年間の努力の末、コカインを断つのに成功した彼女のもとに、老いた母の切ない訴えが舞い込んだ。交通事故に遭ったので、戻ってきて看病をしてくれというのだ。10年ぶりにニューヨークに戻った彼女は、その翌日、依存症だった頃に歩き回っていた路地に足を踏み入れた途端、コカインのことで頭がいっぱいになってしまった。この10年、人生をやり直すための懸命な努力も空《むな》しく、彼女は再びコカインに手を伸ばしてしまったのだ。

この患者のケースは、いまも私の脳裏に鮮明に残っている。依存症はそれほど恐ろしく、慢性的な精神疾患である。私は患者たちに依存症について説明するとき、糖尿病や高血圧のような慢性疾患にたとえることにしている。慢性疾患と同じく、生涯にわたりしっかり治療を続ければ、日常生活に支障なく生きていけるが、治療を中断した瞬間、いつ再発するかわからないからだ。

*

他の精神疾患と同様、依存症治療の最大の壁は、依存症とその患者たちに対する社会的スティグマである。他の精神疾患の場合、脳の生物学的メカニズムが影響を及ぼすという事実が徐々に知られてきており、多くの精神科患者と家族、専門家の努力によりスティグマは多少なりとも減った反面、依存症に関してだけは、いまだに「意志の問題」または「道徳の問題」と考える人が多い。その上、精神科医のなかにさえ、薬物依存症の患者に対する偏見が存在する。しかし、逆説的なことだが、依存症ほど脳のメカニズムが明らかになっている精神疾患は稀《まれ》である。

依存症専門の精神科の自助グループのミーティングに参加すると、最初に息を止める練習から始める。

「できるだけ息を長く止めてみましょう。10秒、20秒、30秒……」

可能な限り息を止めてから、その間に何を思ったかを聞くと、さまざまな答えが返ってくる。

「このまま死んでしまうのかと思いました」

「早く息を吸いたい。それだけです」

「酸素、酸素をくれ……」

限界まで息を止めていたときの気分は、依存症患者が薬物の禁断症状に苦しんでいるときの感じに似ている。そのとき頭のなかで叫んだ「酸素」が、依存症患者にとっての「薬物」だと考えればいい。麻薬を使用することをしばしば「ラリる」と言うが、これは「酔う」「気分がよくなる」という意味から来ているのだろう。しかし、息をこらえた後にまた酸素を吸ったとき、誰も酸素に「酔う」とは考えない。むしろ、ひどくつらい時間から抜け出し、やっと「正常に近い状態に戻った」と感じるだろう。薬物依存症の患者も、「ラリる」ために薬物を使うのではない。薬物依存症になった脳や体は、薬物がないと深刻な苦痛に襲われる。だから、依存症患者は一般の偏見とは異なり、「気分を高揚させるため」ではなく、「苦痛から逃《のが》れるため」に薬物を使用するのだ。

依存症患者は薬物やアルコールを繰り返し使用し、愛する人を失望させる。子どもと指切りまでして堅く約束したのに、誓いを守れずまた薬物に手を染め、最愛の孫娘に懇々と頼まれても、また酒に口を付けてしまう。理解を超えた腹立たしい行動の裏には、実は右のようなメカニズムがある。それは酸素が吸えない、苦しい状況に置かれているようなものなのだ。だからかれらは、酸素以外のものはすべて後回しにするしかないのである。

＊

依存症患者の脳のことを、しばしば「ハイジャックされた」と言うことがある。自分の意志とは関係なく、まるで飛行機（体）の操縦席（脳）を薬物や酒に乗っ取られたような行動を示すからだ。このように、いったん依存の回路ができてしまうと、それはとても手強《てごわ》く、「意志」の力だけで抜け出すことは難しくなる。そのため、薬物依存症だからという理由だけで非難されたり評価を下げられたりすることは、患者の立場からすると非常に不本意なことなのだ。

依存は精神疾患とも密接な関連がある。例えば、精神疾患を持つ人の10人中3人は、アルコール依存症または薬物依存症を患っている。[27] また、精神疾患のなかで最も代表的なうつ病患者の場合、うつ病でない人に比べ依存症に陥るリスクが2倍以上にもなる。[28]

もしあなたがいま、依存症の問題を抱えているなら、または家族や友人、パートナーが依存症で苦しんでいるなら、どうか依存症が「意志」の問題ではないことを理解してほしい。依存症は医学的な慢性疾患なので、専門家の助けが必須なのだ。

糖尿病患者に対して、「自分の意志で打ち勝て」と言う人はいないだろう。依存症に対するスティグマは治療の妨げとなり、患者をよりいっそう目立たない場所に追いやってしまうことになる。実際、韓国の薬物依存症患者は年平均で約1万5千人に至り、さらに増加する勢いを示している。[29] 早期に治療が受けられず、アルコールや薬物への依存が深刻化すると、患者本人や家族の問題に留まらず、犯罪の増加や労働力人口の減少など、さまざまな社会的損失につながる。依存症を「意志の問題」ではなく医学的問題としてアプローチし、治療を勧めることが、患者だけでなく社会全体の利益にもつながるのだ。

自殺は「極端な選択」ではない

かつてアメリカでは、自殺について言及する際、「（罪・過失などを）犯す」というやや否定的な意味を持つ動詞「commit」を使っていた。ところが1988年、息子を自殺で亡くしたドリス・ソマー＝ロテンバーグ（Doris Sommer-Rotenberg）が、初めてこの単語の使用に異議を唱えた。「commit」は主に犯罪や殺人などの行為を描写するときに使われる単語だったため、自ら命を絶った人だけでなく、その遺族までもがスティグマの対象とされ、罪悪感や羞恥心を抱かせるという理由からだ。自殺者の遺族の多くがこれに共感を示し、いまではメディアも自殺関連報道では、「commit」ではなく「died by suicide（自殺で死亡した）」という表現に置き換えることが多くなった。

韓国のメディアは自殺報道をするとき、「極端な選択」という表現をよく使う。いまや自殺の同義語となったこの表現は、日常生活ではあまり使われない単語の組み合わせなので、よけい目に留まる。第三者の立場からすれば、自殺した人が生と死の選択肢から死の方を「選んだ」かのように見えるため、そのような表現をするのは理解できないことではない。理性的・論理的に考えれば、その人が死なずに「生きるべき理由」はたくさんあるだろう。愛する家族や大切な友達がおり、社会的なキャリアもある。しかし、自殺した人からすれば、そうではない。

選択でないとしたら、何なのか。なぜ人は自殺を図るのだろうか。

*

自殺未遂をした人に、そのとき何を考えていたのか聞くと、ほとんどの人が自殺願望に強く駆られていたため、正常な思考が不可能だったと話す。まるで自殺を命ずる幻聴を聞いたかのようだったと答える患者もいる。このように、自殺願望に強く駆られたときは、耐えられないほどの絶望感で理性が麻痺《まひ》し、憂うつ感と不安が渦巻いて、極度の情緒的苦痛を感じるものだ。[30]

そのため、皮肉なことに、自殺未遂をした人の多くが自分の命があったことに安堵するのだ。[31] 私はベルビュー病院で、銃で自殺を図って顔の3分の1以上を損傷した患者を診たことがある。ほんの数日前に自分の顔を目がけて銃の引き金を引いた彼に、生きていることをどう思うか尋ねると、小さく微笑を浮かべながら「生きていてよかった」と答えた。そのときの笑顔は、いまも忘れることはできない。

自殺を考えたり実行に移したりする人は、自分が何をしても人生はよくならないという絶望感と無力感にさいなまれている場合がほとんどだ。そのような感情に視野をさえぎられると、人生を客観的に見られなくなってしまう。[30] そしてついには、この悲劇的な状況から逃れて苦痛を止めるには死ぬしかない、とまで考えるようになる。自殺を図るその瞬間だけは、かれらにとって自殺は選択肢でなく、目の前の苦しみから逃れるための唯一の脱出口のように感じられるのだ。[31] そうだとしたら、ここでいったん、考え直す必要がありそうだ。

選択肢がないと思っている人に対して、「選択」という言葉を使うのは、果たして適切なのだろうか、と。

自殺で世を去るのは利己的な行為だ、という偏見を持つ人は多い。[32] 自殺を選択の結果だと決めつけることは、こうした偏見を強化する可能性があるがゆえに、危険なのである。

自殺を図る人は利己的というより、むしろ自分が家族や愛する人にとって重荷になってしまうと考える傾向がとても強い。[33] そのため、自らの死が愛する人々に与える影響を過小評価し、「自分がいなくなれば重荷が減る」と考えてしまうのだ。[31・33]

*

自殺を利己的な選択として見るネガティブな視線は、自殺予防に悪影響を与えるが、その大きな理由は、自殺ハイリスク群が自殺を考えたり図ったりすることを隠すようになってしまうからだ。さらに、かれらが早期に適切な治療を受ける機会まで奪ってしまう。自殺した人がすべて、うつ病などの精神疾患を持っていたとは言えないが、精神を病んでいた確率は非常に高い。[34] 事実、自殺傾向は、うつ病と双極症、境界性パーソナリティ症、薬物依存症の患者に最もよく見られ、自殺願望はうつ病の症状のひとつでもある。[35]

最後に、自殺が選択の結果だと決めつけるのは、故人はもちろん、遺族にまでスティグマを与えることになる。実際、遺族たちにとって最も聞かれたくない質問は、

「故人はなぜ死を〝選んだ〟のか」だという。遺族のなかには、スティグマによる羞恥心や罪悪感のため、人付き合いを避けて孤立してしまうケースも多い。罪悪感、羞恥心、孤立、そして悲嘆の過程が合わさって、ひどい心理的苦痛（psychache）を抱えることもある。ときに、この心理的苦痛が強すぎるあまり、自殺願望を訴える遺族も少なくない。[36]

自殺者の遺族がよく言うのは、自殺は他の死と違って、「死」が死者の「生」を圧倒してしまう、ということだ。例えば、誰かががんで亡くなったと聞くと、私たちはその人がなぜ死んだのかだけでなく、「どう生きてきたのか」を思いながら、その人生全体を称《たた》える。恐らく、ほとんどの死も同様だろう。しかし、自殺の場合は、その人の人生そのものよりも、死に焦点が当てられるのだ。愛する人を自殺で失った悲しみだけでも手いっぱいの遺族のことを考えても、「極端な選択」という表現は考え直すべきだろう。

こういう話をしても、他人事のように感じる人が多いかもしれない。しかし、アメリカのある研究結果によると、人口全体の20％近い人が、一生のあいだに周囲の誰か（家族、友人、知人など）を自殺で亡くすという。[37] 自殺率がアメリカの約2倍近い韓国では、恐らくさらに多いことだろう。

韓国はOECD諸国のうちで自殺率が最も高いのにもかかわらず、この重大な問題をどう解決するかを議論するより、事実にフタをすることで手一杯だった。「極端な選択」という新しい用語も、ある意味、自殺を直視することなく、目を逸《そ》らして遠ざけようとする姿勢の反映なのかもしれない。いまこそ、自殺について正面から語るべきだ。自殺は「自殺」と呼ぶべきだ。この社会で繰り返し起きている自殺は、私たちのメンタルヘルスの物差しとも言えるだろう。この不都合な真実に正面から向き合わない限り、この問題は永遠に解決されることはないだろう。

自殺予防は可能だろうか

ニューヨークに移住して初めての勤務先は、マンハッタン退役軍人医療センターだった。アメリカには全国に退役軍人病院があり、約170カ所の二次・三次医療センターと1100カ所余りの外来クリニックが、1600万人に及ぶ退役軍人のために医療サービスを提供している。

アメリカの退役軍人は、自殺ハイリスク群として知られている。2016年、毎日22回の腕立て伏せを、22日連続で行うというチャレンジが、SNSで話題になったことがある。このチャレンジは、1日あたり22人もの退役軍人が自殺で命を落としていることを広く知らせ、関心を呼び起こすための社会運動だった。アメリカの退役軍人の自殺率は、10万人あたり27・5人にも達する。[38] これは2018年のアメリカ全体の平均自殺率（10万人あたり14・2人）の2倍近い。[39] ところが、同年の韓国の自殺率は10万人あたり26・6人に達する。[40] アメリカで自殺ハイリスク群に分類される人々の自殺率と、韓国全体の自殺率がほぼ同じなのだ。これは韓国の自殺問題がいかに深刻なのかを示している。

2017年、アメリカ退役軍人省長官のデイビッド・シュルキン博士は、同省の最優先課題を自殺予防、具体的にはメンタルヘルス・サービスにもっとアクセスしやすくすることにあると宣言した。[41] さらに、退役軍人病院の成果を退役軍人の自殺率で評価すると述べた。これは、退役軍人の自殺が重大な状態であり、高い自殺率がメンタルヘルスの問題に起因していることを認めたことになる。

*

10分。

これは自殺を図った人が、自殺願望を抱いてから実行に移すまでにかかった時間である。[42] 自殺しようとする人は、この10分のあいだに憂うつ、不安、恐怖、怒りなどの強烈な感情が心のなかに渦巻くため、正常な思考が不可能になる。[43] そのため、実行段階に至る前に、もしもの状況から脱出するための計画を事前に立てておくことが重要だ。自殺を考える前兆は人によって異なるが（一日中家にこもっている、憂うつな感情に襲われるなど）、それを正確に把握し、この段階のうちにそこから脱出する具体的方法を準備しておくべきなのだ。個人レベルの対処（深呼吸したり、注意をそらすための活動など）や、対人関係に頼った対応（親や友人に電話をする）、そして119番やいのちの電話といった緊急支援システムに連絡するなど、方法はさまざまだ。

マンハッタン退役軍人医療センターは、アメリカのなかでも自殺予防プログラムが最も整っている施設である。そのおかげで、同センターの患者の自殺率はアメリカ国内で最も低い。退役軍人病院では、特に自殺ハイリスク群に分類される患者を集中的に診療している。精神病棟に入院した場合、退院後4週間は週1回以上、その後は月1回ずつ、必ず精神科医や臨床心理士、社会福祉士と面接することになっている。90日経過後は、専門家らが患者の状態について話し合い、モニタリングを続けるかどうかを決定する。

それだけでなく、手段の制限による自殺予防（means restriction method）[44]も並行して行っている。銃器の所有者に対しては銃器施錠装置を無償で提供し、ニューヨーク市警の協力を得て厳重に管理している。薬物の大量服用の恐れがある患者には、薬を入れて施錠できる装置を無償提供する。同様に、首吊り自殺を図ったことのある患者には、自宅にあるベルトやロープ類をすべて処分させる。もちろん、ベルトやロープを買うことまで防ぐことはできないが、自殺に踏み切るまでの過程に障害物があるだけでも、大きな予防効果がある。

以前、韓国でも自殺予防のために着火しやすい練炭の販売を禁止する案が出されたとき、ネット民の嘲笑の的《まと》になったが、自殺手段を遮断すること（目の前からなくすこと）は多くの研究で実証された非常に有効な方法である。例を挙げると、韓国では自殺予防策として除草剤のパラコートの販売を規制することで、農村での自殺率がぐんと下がった[45]。同様に、イギリスでは都市ガスを人体に無害な成分に切り替え[46]、イスラエルでは軍人が週末に休暇を取る際に銃器を部隊に置いていくことを義務づけた[47]。その結果、両国とも自殺率を下げることができた。２０１６年、ソウルの地下鉄2号線九宜《クウィ》駅で、ホームドアを修理していた青年労働者が列車にはねられて死亡する事故で広く知られるようになったが、このホームドアも、もとはと言えば自殺予防を主な目的に設置されたものである。

自殺手段を遠ざける方法が効果的であるもうひとつの理由は、自殺願望を抱いてから実行するまでにかかる時間がわずか10分しかない点と関連する。自殺願望を持続的に抱いている人もいるが、たいていの場合、それは潮が満ちるように押し寄せては、また引いていく（もちろん、また押し寄せることもある）。そのため、自殺願望が高まったとき、または自殺願望を抱いてから自殺を試みるまでのあいだに、それを防ぐための何かが介入すれば、自殺で命を落とす可能性は顕著に下がるのである。

＊

アフガニスタン戦争から帰還したジェームズは、医療センターの自殺ハイリスク群のひとりだった。彼は長期にわたりＰＴＳＤ、うつ病、薬物依存症を患い、深刻な自殺願望に悩まされていた。ある夜、彼は耐え切れないほどの強い自殺願望にとらわれ、銃に手を伸ばした。しかし、銃には施錠装置が取り付けられていた。深刻な自殺願望により正常な思考が不可能になっていた彼だったが、ついに（そして幸い）施錠装置を外すことができなかった。

自殺願望が少し落ち着くと、今度は恐怖心が湧いてきた。そして彼は、自分の足で医療センターのＥＲを訪れ、精神病棟に入院したのだ。入院は彼の人生を変えてくれた。医療チームの献身的な治療や、共に入院していた患者たちの支援により、彼は少しずつ回復していった。ついにまた生きる希望を得た彼は、自分と同じような疾患に苦しむ人々を救うためのピアサポーターの課程を修了し、資格を取得した。それから10年、彼はいまも精神疾患を患う退役軍人の手助けをしながら、健康に暮らしている。

＊

自殺予防のため、退役軍人にメンタルヘルス・サービスを受けるよう指導することも非常に重要である。毎日22人の退役軍人が自殺で死亡しているが、そのうち退役軍人病院のメンタルヘルス治療を受けているのは7人に過ぎない。退役軍人の自殺者の70％は適切な治療を受けられていないということだ。メンタルヘルス治療を受けている退役軍人の自殺率が減少を続けている一方、治療を受けていない退役軍人の自殺率は上昇傾向にある。つまり、メンタルヘルス・サービスを受けやすくすることは、自殺予防のためにとても重要な要素なのだ。自殺率は世界最高レベルだが抗うつ薬の処方率は最低レベルという韓国において、精神科治療に対するスティグマをなくすことが非常に重要な理由はここにある。

マンハッタン退役軍人病院の自殺予防モデルは一見単純に見えるが、非常に高い効果を挙げている。私が勤務していた２０１７年の1年間、同病院で自殺で命を落とした患者はひとりもいなかった。

個々の人の自殺を正確に予測して、それを予防することは、果たして可能なのだろうか。それは不可能に近い。しかし、数万、数十万人と対象に広げて予防事業を推進するならば、確実に違いがあらわれる。10万人あたり30人だった自殺者数を、20人に減らすことは可能である。退役軍人病院での経験は、私に「自殺率は下げられる」という希望のメッセージを与えてくれたのだ。

勇気を出してくれてありがとう

ERといえば、普通は生死の岐路に立つ切迫した患者と、治療のためにせわしなく立ち働く医療チームの姿を連想するだろう。しかし、精神的な問題でERを訪れる人の場合は、少し違う。私が勤務していた当時、メイヨークリニック〔米国を代表する医療機関でミネソタ州ロチェスターを拠点とする〕のERに来る患者のうち、精神科の受診が必要な人は10%を上回っていた。ニューヨークの他の病院も、状況は似たようなものだ。かれらが訴える問題の半分以上が、他でもなく「自殺願望」、または「自殺未遂」である。

――はかない命の火種を守ろうとする人と、その火を自ら消そうとする人が共存する場所。

観察者から見た精神科ERは、こんな風景なのかもしれない。しかし、自殺願望でERを訪ねてくる患者と出会ってから、私の考えは変わった。かれらは死ぬためでははなく、生きるために病院を訪ねる。自殺に失敗したから病院に来るのではなく、再び自殺を図ることのないよう防いでくれ、という助けを求めに来るのだ。薬物の大量服用で運び込まれた患者も、自ら手首を切った患者も、このように話す。「死ななくてよかった」と。

アメリカでは、自殺で死ぬ人の半数以上が、初めて自殺を図ったときに命を落とす。[48]この数値は、どの自殺手段よりはるかに強力な「銃器」の所持が認められているアメリカならではの特徴ではあるが、これは自殺予防の効果に対する懐疑を抱かせる部分だ。しかし、依然として「自殺未遂」と「自殺願望」は、その後に自殺を図るかどうかを予測するための最重要のポイントである。[49]そのため、精神科医が最初にやるべきことは、自殺未遂の経験がある患者が、自殺で生に終止符を打つことのないよう、積極的に介入することなのだ。

精神的な問題を抱えてERを訪れる人は、身体的苦痛を訴える人に比べると「救急」患者には見えないため、診察の順番を後ろに回されてしまうことがある。さらには、ERで不当な扱いを受けて恥辱を感じることもある。このような否定的経験が積み重なると、本当に危機的な状況にもかかわらず病院に来なくなってしまうこともある。だから私は、自殺願望があって来院した患者に心から感謝を伝えるようにしている。もし再び自殺願望が強まったり、自殺を図って危険な状況に陥ったりしたとき、患者がまた病院へ来られるよう、少しでも手助けができたらという思いからだ。

「助けが必要なときに助けを求めるのは、とても勇気がいることです。あなたが病院に行こうと決めたのも、大きな勇気がなければできないことです。本当に感謝しています」

私が患者にこうやって声をかけるのも、つらいときに人の助けを求めるのは非常に難しいことであり、大変な「勇気」が必要な行為だと知っているからだ。

*

晩学だった私は、医学生時代にひどい憂うつ感にさいなまれたことがある。その感情が極まったときには、布団から出るのもつらく、毎日が地獄のようだった。頭のなかは、「どこかに隠れてしまいたい。消えてしまいたい」という思いで一杯だった。深刻なストレスと憂うつ感に苦しむ私を見て、気の毒に思ったのか、両親は学校をやめた方がいいのではないかと、真剣に言ってくれた。だからといって、周囲に助けを求める勇気はなかった。親しい友人に「つらいから助けてくれ」と打ち明けたくても、その一言がどうしても口から出なかった。親はいつも息子を理解しようと努めてくれ、よく話し合ってもいたが、私の憂うつ感は解決しなかった。

それほどつらかったのに、私は精神科に行かなかった。いや、行けなかったのだ。当時、私のなかには「精神科に行ったら、人からどう見られるだろうか」という不安があったのだと思う。また、「誰だって大変なのに、大げさなんじゃないか」と、自分を責めたりもした。告白すると、当時の私の心にも、メンタルヘルス治療に対するスティグマが残っていたのだろう。また、「精神疾患は治療が必要な医学的問題だ」という確信もなかった。心理学を学ぶうち、精神科医になりたくなって医学大学院に進学した私だったが、にもかかわらず、精神科の敷居は非常に高いものに見えた。

いまの私は、精神疾患がさまざまな心理・社会的要因や、脳のホルモンと神経伝達物質の異常によって生じる医学的疾患であることを知っている。弱いからではなく、生物学的なメカニズムが病気の原因であることも理解している。しかし、私もかつては、スティグマや偏見から自由ではなかった。精神科医として何年も訓練を受け、患者に向き合うことで、ようやく自分のなかのスティグマや偏見を少しずつ崩すことができたのである。

だから、私にはよくわかる。自分の精神疾患を認め、その治療のために助けを求めることがどれほど難しく、どれほどの勇気が必要なのかということを。そして、内面の強さこそが、それを可能にするのだということを。だから私は今日も、診察室の扉を叩く私の患者たちに、心からこう伝えるのだ。

「勇気を出してくれて、ありがとうございます」

あとがき

さらば、ニューヨーク

ベルビュー病院でニューヨークの暗い側面をあれほど目撃したにもかかわらず、ニューヨークへの私の片思いはいまもなお進行中です。貧富の差が激しく、ときには危険に思えるニューヨークを愛する最大の理由は、ニューヨークで出会った人びと、なかでもニューヨークで出会った患者との忘れられない思い出があるからです。

すべての医者にとって、研修期間は特別な時間です。患者と毎週面接し、深い話を交わす精神科の研修医にとってはなおさらのことです。その特別な時間をこうして一冊の本として残せたことは意義深く、実に感謝にたえません。本書を執筆するにあたり、精神科医として初恋の人のような患者の皆さんと作り上げてきた記憶を思い起こしながら、幸せな気分を味わうこともできました。

本書の出版には、多くの方からの助力をいただきました。私の文章を心から理解し、出版を勧めてくださった上、書籍としてまとめてくださった図書出版アーモンドのイ・ウンジョン代表をはじめ、同社の皆さんに深く感謝します。過分な推薦の辞を快く書いてくださったクォン・ジュンス教授とチェ・インチョル教授にも感謝を捧げます。最後に、拙い私の書き込みに声援を送ってくださった「ブランチ」の読者の方々がいなければ、この本が世に出ることはなかったでしょう。

私たち家族のアメリカ生活は、多くの方々の善意のたまものです。太平洋の向こうから惜しみない応援を与えてくださる両家の両親と義弟、見知らぬアメリカの地に初めて足を踏み入れたとき、力を貸してくれた伯母や従姉たち、義兄たち、私にさまざまな知見を授けてくださった韓米両国の恩師の方々、後輩をかわいがってくれたソウル大学医学部の先輩方と韓国の先輩医師の方々、アメリカ生活のつらさを和らげてくれたボストン、ミネソタ、ニューヨーク、コネチカットの友人たちに、この場をお借りして感謝の言葉を伝えます。

誰よりも、「坂道」の同伴者であり、ニューヨークで私の背中を押して本書を完成にこぎ着けさせてくれた愛する妻と、坂道を登る力を与えてくれた、目に入れても痛くないほど愛しい我が娘、無条件の愛と傾聴の力を身をもって教えてくれた尊敬する両親、そして最後に、私に最も大きな教えを与えてくださった患者の皆さんに、心からの感謝の意を表します。

長い治療関係を終えるときの、最後の診察時間に対する患者の反応は各種各様です。ある患者は笑顔を浮かべ、「いままでありがとう」と言って握手を求め、ある人はまるで次に会う日が決まっているかのように、そっけないあいさつをします。まれに、怒ったり涙を見せる患者もいます。そして私は、5年の生活に区切りを付けて、思い出深いニューヨークを離れます。私に忘れられない記憶と初めての本をくれたこの街に、まるで明日また会うかのように別れを告げようと思います。いままでありがとう。

日本語版あとがき

ただひとりの勇気のために

私が成長期にあった1980〜90年代、韓日間には非常に高い文化障壁がありました。当時の韓国政府は、日本文化の流入によって子どもたちが日本文化に同化することを恐れ、文化コンテンツの輸入を未然に防止していました。しかし、皮肉にも私が属するミレニアル世代は、日本文化の影響を最も強く受けた世代でもあります。

ひとつ、興味深い話をしましょう。高校生の頃、各種パスワードを忘れたときのための秘密の質問を設定する際、私は主に「最も尊敬する人物は？」という質問を選択しました。そして、その答えとして入力したのは、いつも「ピッコロ大魔王」でした。もちろん、半ば冗談でしたが、それほど鳥山明の『ドラゴンボール』に夢中で、その登場人物のなかでも、特にピッコロ大魔王が大好きでした。人間の世界にひとり残された異星人の王子で、見かけは恐ろしく、冷酷そうですが、実際は孫悟飯という自分と異なる種族の子どもを愛情深く世話して、さらにその子のために命まで捨てる、誰よりも人間らしい人物（ネタバレ――もちろん復活します）。自分とまったく違う他人のために献身する姿は、子どもだった私にも、とても格好よく見えました。

当時、私が日本の文化から学んだことは、「多様性の尊重」という価値でした。

私はピッコロ大魔王を通して人種を超えた人類愛を学び、『SLAM DUNK』のカン・ベクホ（桜木花道）を通して、黒髪のあいだに入り交じった赤毛の変人を受け入れる日本社会の包容力に思いを馳せました。沖縄から転校してきたソン・テソプ（宮城リョータ）が、ポイントガードとしてチームをリードする姿を見て、出身地を超えた友情を感じました。X JAPANのライブを友人たちと一緒にビデオで見ながら、「男だって化粧をしてもいいし、それでカッコよくなれるんだ！」と、初めて知りました。『ジョゼと虎と魚たち』では、障害を持つ人と持たない人との愛について、初めて触れることができました。

X JAPANのHIDEは、私の誕生日にこの世を去りました。彼を失った後、ファンたちの自殺を防ぐため、YOSHIKIが緊急記者会見を開いたことを覚えています。YOSHIKIがHIDEを失ったように、私もエマという友人を自殺で失いました。エマを失ってから、私の残りの人生に、ひとつの大きな目標ができました。韓国社会の自殺率を下げること、最終的には自殺を防ぐことです。韓国の自殺率は1985年まで、日本の半分程度に過ぎませんでした。ところが1997年のアジア通貨危機を境に急上昇し、2022年には日本の1・5倍も高い数字になっています。その間に一体何があったのでしょうか。2000年代初め、日本が自殺者遺族を含めた国民の声に積極的に耳を傾け、国が先頭に立って自殺予防対策を行った結果、自殺率が30%以上も下がったことが理由でした。

近年、私はジム・ヨン・キム元世界銀行総裁や仲間たちと共に、日本の自殺者遺族たちが始めた社会運動と類似のキャンペーンを組織しています。着実に自殺率を下げることに成功した日本の先例から、私たちはさまざまなことを学びました。例えば私たちは、「誰も自殺に追い込まれることのない社会の実現」という日本の自殺対策基本法の第一条を、韓国での自殺予防キャンペーンの第一のモットーに掲げようとしています。また、東京都で使われる自殺予防の予算は、韓国全体の自殺予防予算の10倍にもなります。このような目に見える数値は、私たちの主張の確実な根拠として活用され、説得力を高めてくれています。自殺率を下げること、そして最終的には自殺を予防するという目標が、雲をつかむような不可能な話ではないことを、日本の事例は実際に見せてくれているのです。

しかし悲しいことに、いまだ韓日両国とも、OECDの平均よりもずっと高い自殺率を示しています。日本は韓国よりはるかにましな状況ではありますが、その自殺率もOECD平均の1・5倍に達します。最近の若い女性たちの自殺者数上昇という悲しいニュースを聞くにつけ、いっそう気持ちが重くなります。依然として日本の多くの青少年・若者たちが心理的に苦しみ、困難を背負っているにもかかわらず、精神疾患やメンタルヘルス・サービスに対するスティグマのせいで、助けを求められないでいるという話も伝わってきます。いま、この瞬間、日本にも孤独を感じ、憂うつに囚われて、自分で自分を傷つけたいと思っている人たちがいることでしょう。そうした人たちが本書を読んで、救いを求めて手を差し出す勇気を得てくれるよう願っています。ただ一人でも、そんな勇気を持ってくれたなら、本書はその役割を十分に果たしたことになるでしょう。

日本の文化を通じて私が学んだのは、民族やバックグラウンドの違う人たちに対する開かれた心でした。私の本を読んでくださる日本の読者にも、先のマンガのようなことが現実に起きることを期待しています。

specific diagnosis. *Behav Sci Law*. 2019; 37(3):223-239.

44 Yip PS, Caine E, Yousuf S, et al. Means restriction for suicide prevention. *Lancet*. 2012; 379(9834): 2393-2399.

45 Cha ES, Chang SS, Gunnell D, et al. Impact of paraquat regulation on suicide in South Korea. *Int J Epidemiol*. 2016; 45(2): 470-479.

46 Kreitman N. The coal gas story. United Kingdom suicide rates, 1960-71. *Br J Prev Soc Med*. 1976;30(2): 86-93.

47 Lubin G, Werbeloff N, Halperin D, et al. Decrease in suicide rates after a change of policy reducing access to firearms in adolescents: a naturalistic epidemiological study. *Suicide Life Threat Behav*. 2010; 40(5): 421-424.

48 Bostwick JM, Pabbati C, Geske JR, McKean AJ. Suicide Attempt as a Risk Factor for Completed Suicide: Even More Lethal Than We Knew. *Am J Psychiatry*. 2016; 173(11): 1094-1100.

49 Nock MK, Borges G, Bromet EJ, et al. Cross-national prevalence and risk factors for suicidal ideation, plans and attempts. *Br J Psychiatry*. 2008; 192(2):98-105.

studies of suicide: a systematic review. *Psychol Med.* 2003; 33(3): 395-405.

35 Nock MK, Borges G, Bromet EJ, et al. Cross-national prevalence and risk factors for suicidal ideation, plans and attempts. *Br J Psychiatry.* 2008; 192(2): 98-105.

36 Aguirre RTP, Slater H. Suicide postvention as suicide prevention: improvement and expansion in the United States. *Death Stud.* 2010; 34(6): 529-540.

37 Andriessen K, Rahman B, Draper B, Dudley M, Mitchell PB. Prevalence of exposure to suicide: A meta-analysis of population-based studies. *J Psych Res.* 2017; 88: 113-120.

38 U.S. Department of Veterans Affair Office of Mental Health and Suicide Prevention. 2020. National veteran suicide prevention annual report[Online]. Available: https://www.maine.gov/veterans/docs/Suicide_Prevention_2020_Annual_Report.pdf. Accessed Feb 14th, 2022.

39 WISQARS-web-based Injury Statistics Query and Reporting System. https://www.cdc.gov/injury/wisqars/index.html, 2020. Accessed Feb 14th, 2022.

40 OECD. "*Suicide rates (indicator).*" 2021. doi: 10.1787/a82f3459-en. Accessed August 10th 2021.

41 David Shulkin. "*Suicide Prevention: My Top Clinical Priority.*" AAMC Insights. 2017. https://www.aamc.org/news-insights/insights/suicide-prevention-my-top-clinical-priority. Accessed Nov 3rd, 2022.

42 Deisenhammer EA, Ing CM, Strauss R, et al. The duration of the suicidal process: how much time is left for intervention between consideration and accomplishment of a suicide attempt? *J Clin Psychiatry.* 2009; 70(1): 19-24.

43 Schuck A, Calati R, Barzilay S, Bloch-Elkouby S, Galynker I. Suicide Crisis Syndrome: A review of supporting evidence for a new suicide-

24 大韓神経科学会. 2020 年 OECD 統計.

25 Jung S-J, Lee K-E, Lee B-K, Gwak H-S. Perception and attitude towards antidepressants in Koreans. *Korean J Clin Pharm.* 2012; 22(1): 65-72.

26 Correll CU, Galling B, Pawar A, et al. Comparison of Early Intervention Services vs Treatment as Usual for Early-Phase Psychosis: A Systematic Review, Meta-analysis, and Meta-regression. *JAMA Psychiatry.* 2018; 75: 555-565.

27 Compton WM, Thomas YF, Stinson FS, Grant BF. Prevalence, correlates, disability, and comorbidity of DSM-IV drug abuse and dependence in the United States: results from the national epidemiologic survey on alcohol and related conditions. *Arch Gen Psychiatry.* 2007; 64: 566-576.

28 Hasin DS, Goodwin RD, Stinson FS, et al. Epidemiology of major depressive disorder: results from the National Epidemiologic Survey on Alcoholism and Related Conditions. *Arch Gen Psychiatry.* 2005; 62(10): 1097-1106.

29 健康保険審査評価院. 2019 年国政監査資料.

30 Schuck A, Calati R, Barzilay S, Bloch-Elkouby S, Galynker I. Suicide Crisis Syndrome: A review of supporting evidence for a new suicide-specific diagnosis. *Behav Sci Law.* 2019; 37(3): 223-239.

31 Shea SC. *"The practical art of suicide assessment: A guide for mental health professionals and substance abuse counselors."* 1999. John Wiley & Sons Inc.

32 Carpiniello B, Pinna F. The Reciprocal Relationship between Suicidality and Stigma. *Front Psychiatry.* 2017; 8: 35.

33 Van Orden KA, Witte TK, Cukrowicz KC, et al. The interpersonal theory of suicide. *Psychol Rev.* 2010; 117(2): 575-600.

34 Cavanagh J, Carson A, Sharpe M, Lawrie S. Psychological autopsy

2 共感するにも努力がいる

16 American Psychiatric Association. “A Guide for Working With Transgender and Gender Nonconforming Patients.” https://www.psychiatry.org/psychiatrists/diversity/education/transgender-and-gender-nonconforming-patients/history-and-epidemiology, Accessed Apr 5th, 2022.

17 イ・ホリム，イ・ヘミン，ユン・ジョンウォン，パク・チュヨン，キム・スンソプ．「韓国トランスジェンダーの医療アクセシビリティに対する試論」，保険社会研究．2015; 35(4): 64-94.

18 RSA. “Brené Brown on Empathy.” https://www.youtube.com/watch?v=1Evwgu369Jw. Accessed Apr 17th, 2022.

19 Wampold BE. How important are the common factors in psychotherapy? An update. *World Psychiatry.* 2015; 14(3): 270-277.

20 Konrath SH, O'Brien EH, Hsing C. Changes in dispositional empathy in American college students over time: a meta-analysis. *Pers Soc Psychol Rev.* 2011; 15(2): 180-198.

21 Teding van Berkhout E, Malouff JM. The efficacy of empathy training: A meta-analysis of randomized controlled trials. *J Couns Psychol.* 2016; 63(1): 32-41.

22 Miller WR. *“Listening well: The art of empathic understanding.”* 2018. Wipf & Stock: OR, Eugene.

3 スティグマに負けない人生

23 Spencer M, Chen J, Gee G, Fabian C, Takeuchi D. Discrimination and Mental Health-Related Service Use in a National Study of Asian Americans. *Am J Public Health.* 2010; 100(12): 2410-2417.

8 Kersting A, Brähler E, Glaesmer H, Wagner B. Prevalence of complicated grief in a representative population-based sample. *J Affect Disord.* 2011; 131(1-3): 339-343.

9 Lundorff M, Holmgren H, Zachariae R, Farver-Vestergaard I, O'Connor M. Prevalence of prolonged grief disorder in adult bereavement: A systematic review and meta-analysis. *J Affect Disord.* 2017; 212: 138-149.

10 Heeke C, Stammel N, Heinrich M, Knaevelsrud C. Conflict-related trauma and bereavement: exploring differential symptom profiles of prolonged grief and posttraumatic stress disorder. *BMC Psychiatry.* 2017; 17: 118.

11 Shear MK. (2016). Grief is a form of love. In R. A. Neimeyer (Ed.), *Techniques of grief therapy: Assessment and intervention* (pp. 14-18). Routledge/Taylor & Francis Group.

12 Lippard E, Nemeroff CM. The Devastating Clinical Consequences of Child Abuse and Neglect: Increased Disease Vulnerability and Poor Treatment Response in Mood Disorders. *Am J Psychiatry.* 2020; 177(1):20-36.

13 Merz J, Schwarzer G, Gerger H. Comparative Efficacy and Acceptability of Pharmacological, Psychotherapeutic, and Combination Treatments in Adults With Posttraumatic Stress Disorder: A Network Meta-analysis. *JAMA Psychiatry.* 2019; 76(9): 904-913.

14 Adolphs R, Tranel D, Damasio H. Emotion recognition from faces and prosody following temporal lobectomy. *Neuropsychology.* 2001; 15(3): 396-404.

15 Richard-Mornas A, Mazzietti A, Koenig O, Borg C, Convers P, Thomas-Antérion C. Emergence of hyper empathy after right amygdalohippocampectomy. *Neurocase.* 2014; 20(6): 666-670.

参考文献

注:ハングルの資料については日本語に翻訳した。

はしがき　他人の人生を理解するということ

1 Corrigan PW, Michaels PJ, Vega E, et al. Key ingredients to contact-based stigma change: a cross-validation. *Psychiatr Rehabil J.* 2014; 37: 62-64.

2 Corrigan PW. Effect of Contact-Based Interventions on Stigma and Discrimination. *Psychiatr Serv.* 2020; 71: 1324-1325.

3 Thornicroft G, Mehta N, Clement S, et al: Evidence for effective interventions to reduce mental-health-related stigma and discrimination. *Lancet.* 2016; 387: 1123-1132.

4 Teplin LA, McClelland GM, Abram KM, Weiner DA. Crime victimization in adults with severe mental illness: comparison with the National Crime Victimization Survey. *Arch Gen Psych.* 2005; 62(8): 911-921.

1　ニューヨークで出会った人々

5 The Bowery Mission. "*Homelessness is a Shared Experience in New York City.*" https://www.bowery.org/homelessness/. Accessed Apr 5th, 2022.

6 Ayano G, Tesfaw G, Shumet S. The prevalence of schizophrenia and other psychotic disorders among homeless people: a systematic review and meta-analysis. *BMC Psychiatry.* 2019; 19: 370.

7 Harvard Health Publishing. "The Homeless Mentally Ill," https://www.health.harvard.edu/newsletter_article/The_homeless_mentally_ill. Accessed Feb 17, 2022.

著者

ナ・ジョンホ

イェール大学医学部精神医学科教授。ソウル大学心理学科を卒業後、自殺予防に寄与する精神科医師を目指して、医学大学院に進学した。ソウル大学医学大学院を卒業後、ハーバード大学保健大学院で修士課程を修了。その後メイヨークリニックとニューヨーク大学で精神科研修医、イェール大学で依存症精神科専任医（フェロー）課程を終えた。自殺、依存症、トラウマ、悲嘆（グリーフ）に関する国際学術論文と教科書チャプター70編余りを執筆し、米国立精神保健院優秀研修医賞、イェール大学精神医学科研修医優秀研究賞、米国依存症精神医学協会ジョン・レナ賞、米国退役軍人省キャリア・デベロップメント・アワードなどを受賞した。OECD加盟国のなかで自殺率が1位なのに、抗うつ薬の処方率が最下位の韓国の精神疾患と治療に対するスティグマを緩和し、精神科受診のハードルを下げるため、文筆活動を続けている。

訳者

米津篤八（よねづ・とくや）

朝日新聞社勤務を経て、朝鮮語翻訳家。ソウル大学大学院で修士、一橋大学大学院で博士学位取得（朝鮮韓国現代史）。訳書に洪世和『コレアン・ドライバーは、パリで眠らない』（みすず書房）、キム・サンホン『チャングム』（早川書房）、李姫鎬『夫・金大中とともに――苦難と栄光の回り舞台』（朝日新聞出版）、イ・ギジュ『言葉の温度』、追跡団火花『n番部屋を燃やし尽くせ――デジタル性犯罪を追跡した「わたしたち」の記録』（以上、光文社）、チョン・ヘヨン『誘拐の日』（ハーパーコリンズ・ジャパン）、キム・ジュン『くだらないものがわたしたちを救ってくれる』（柏書房）、キム・ホヨン『不便なコンビニ』（小学館）など多数。

ニューヨーク精《せい》神《しん》科《か》医《い》の

人《にん》間《げん》図《と》書《しょ》館《かん》

2024年10月5日　第1刷発行

著者

ナ・ジョンホ

訳者

米《よね》津《づ》篤《とく》八《や》

発行者

富澤凡子

発行所

柏書房株式会社

東京都文京区本郷2-15-13（〒113-0033）

電話（03）3830-1891［営業］

（03）3830-1894［編集］

装丁

北村陽香

装画

おぎわら朋弥

翻訳協力

徐有理　株式会社リベル

組版

株式会社キャップス

印刷・製本

中央精版印刷株式会社

Japanese text by Tokuya Yonezu 2024, Printed in Japan

ISBN 978-4-7601-5569-9